KAMA SUTRA
BRASILEIRO

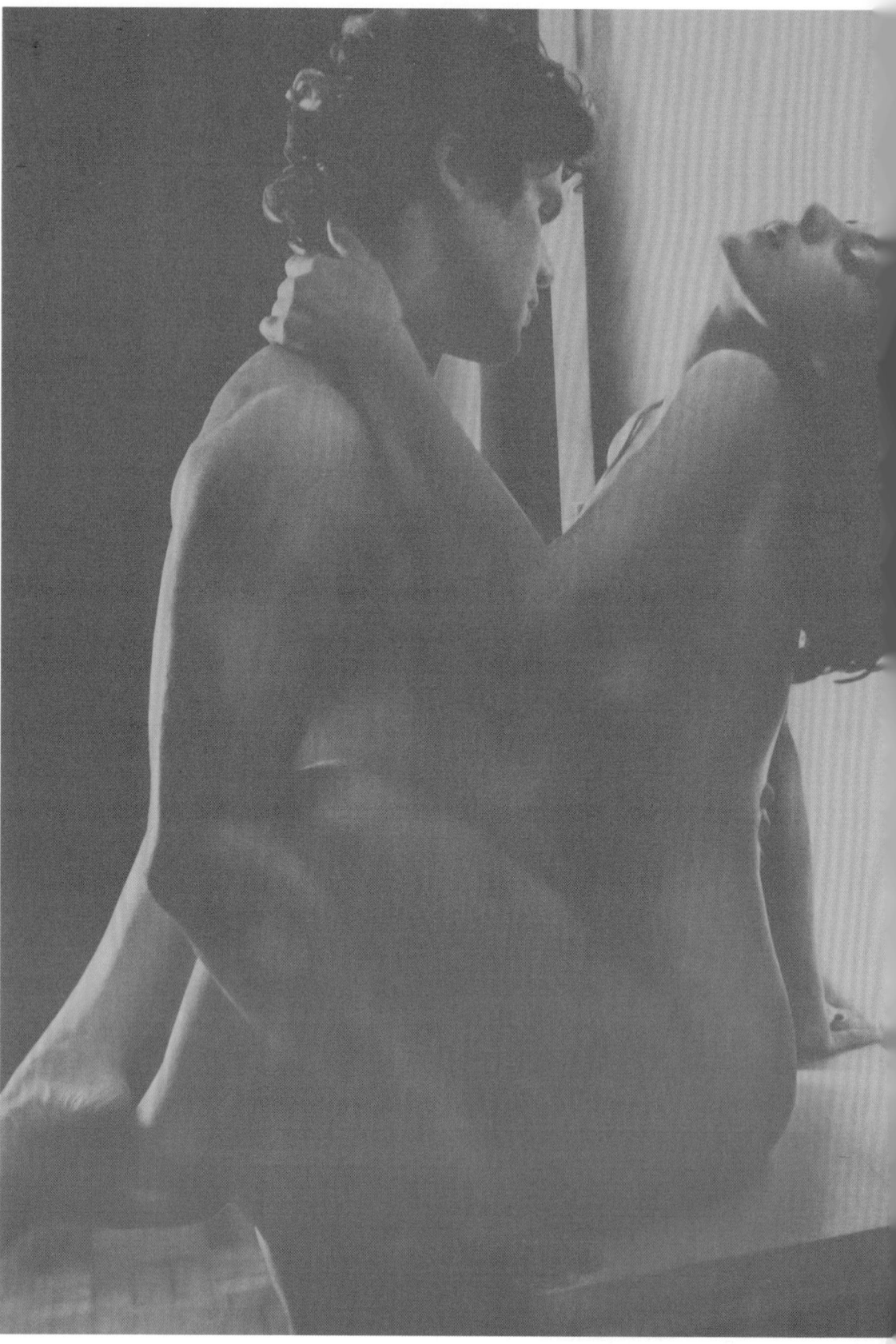

KAMA SUTRA
BRASILEIRO

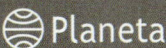

Copyright © Editora Planeta do Brasil, 2016
Todos os direitos reservados

COORDENAÇÃO DE TEXTO:
João Luiz Vieira

REVISÃO:
Pamela Oliveira e Hires Heglan

CAPA, PROJETO GRÁFICO E DIAGRAMAÇÃO:
Desenho Editorial

FOTOS DE MIOLO:
Alisson Ricardo

FOTO DE CAPA:
© Ben Welsh / agefotostock

CIP-BRASIL. CATALOGAÇÃO NA PUBLICAÇÃO
SINDICATO NACIONAL DOS EDITORES DE LIVROS, RJ

K23

    Kama Sutra Brasileiro/ 1. ed. - São Paulo: Planeta, 2016.

    ISBN 978-85-422-0683-8
    1. Erotismo. 2. Comportamento sexual. I. Vieira, João Luiz.

16-32963   CDD: 306.7
                                      CDD: 392.6

Todos os direitos desta edição reservados à
EDITORA PLANETA DO BRASIL LTDA.
Rua Padre João Manuel, 100 - 21º andar
Edifício Horsa II – Cerqueira César
01411-000 – São Paulo - SP
www.planetadelivros.com.br
atendimento@editoraplaneta.com.br

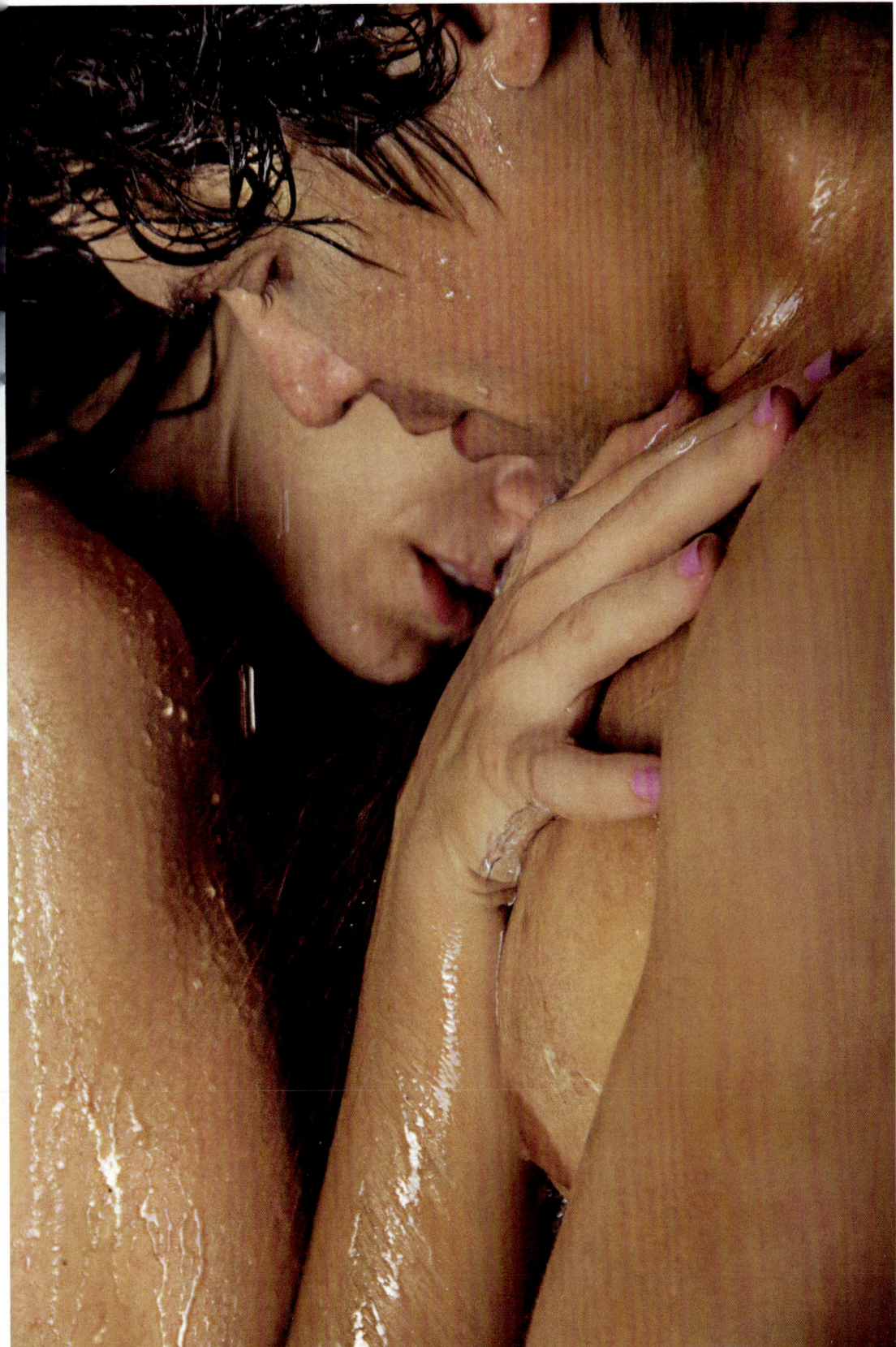

SUMÁRIO

CAPÍTULO 1
9   A HISTÓRIA DO KAMA SUTRA

CAPÍTULO 2
19   CONHEÇA O SEU CORPO
- 22   O corpo dele
- 24   O corpo dela
- 26   Zonas erógenas
- 32   Conhecendo os pontos erógenos
- 34   Masturbação masculina
- 36   Masturbação feminina
- 38   Masturbação mútua
- 40   Mitos sobre a masturbação
- 42   Prolongue o prazer

CAPÍTULO 3
45   O OUTRO
- 48   A sedução
- 50   Os agentes do prazer
- 54   As carícias
- 56   A massagem
- 58   As fantasias
- 60   Os brinquedos
- 62   Os tipos de beijo
- 64   Significado dos beijos
- 68   O prazer oral
- 72   Beijo negro ou grego
- 74   Sem penetrar

CAPÍTULO 4
77 AS POSIÇÕES MAIS POPULARES

- 80 De boa
- 82 Vem cá, meu nego
- 84 Pra baixo todo santo ajuda, pra cima a coisa toda muda
- 86 Lambeter-lhe o fruto
- 88 Carrinho de mão
- 90 Picanha & maminha
- 92 Leg press do tesão
- 94 Bate-coxa
- 96 Amazona
- 98 Coxinha de frango
- 100 Upa, upa, cavalinho
- 102 Show da poderosa
- 104 Cheiro no cangote
- 106 Rolinha
- 108 Monte Roraima
- 110 Beleza que se põe à mesa
- 112 MMA
- 114 Chave de pescoço
- 116 X da questão
- 118 Ginasta
- 120 Beijinho doce
- 122 Forró
- 124 Jabuticabeira
- 126 Ladeira abaixo
- 128 *Voyeur*
- 130 Feijoada
- 132 Baião de dois
- 134 Xaxado
- 136 Puçá
- 138 Malabarista
- 140 Na balada
- 142 Carriola
- 144 Sonho
- 146 Romeu e Julieta
- 148 Arpão
- 150 Gostosinho
- 152 Brincando no *play*
- 154 Carta de amor
- 156 Papai-e-mamãe cadenciado
- 158 Carrinho de rolimã
- 160 Violeta
- 162 Circense
- 164 Mesa e cadeira
- 166 Trapezista
- 168 Copo de leite

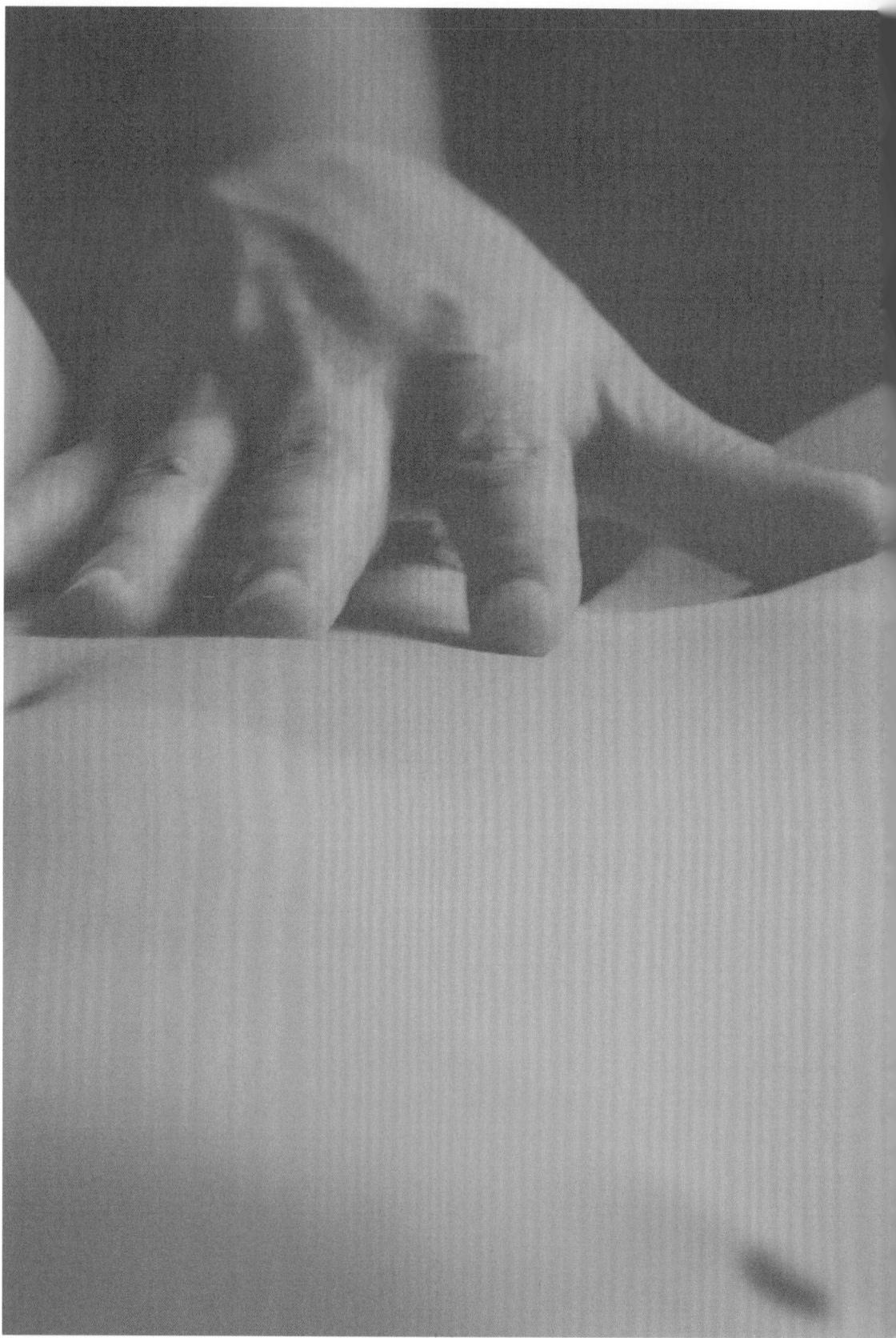

1
A HISTÓRIA DO KAMA SUTRA

Se você fosse convidado furtivamente para praticar apenas meia dúzia de posições propostas pelo Kama Sutra, o que lhe viria à cabeça? Se disser que prefere teclar a se mexer, não se sinta sozinho. Se achar que sentirá dores no nervo ciático, não é de todo imaginação. Se sentir pânico, também não é motivo de alarde.

A maior parte dos sexualmente ativos associam as técnicas indianas de relacionamento a situações incômodas, inibidoras ou constrangedoras. Este livro propõe desmistificar essa lenda que acompanha o compêndio de sugestões amorosas desde a ancestralidade e modernizá-las. Depois dele você saberá o que, onde, com quem e por qual motivo deve usar cada parte do seu corpo.

Vamos, porém, voltar na história para trocar em miúdos o que parece osso duro de roer ou muita areia para seu caminhãozinho. O *Kama Sutra Brasileiro* vai desmontar mente e corpo, de fora para dentro, de cima para baixo, das extremidades para o centro. Comecemos, então, pelas preliminares: do que se trata?

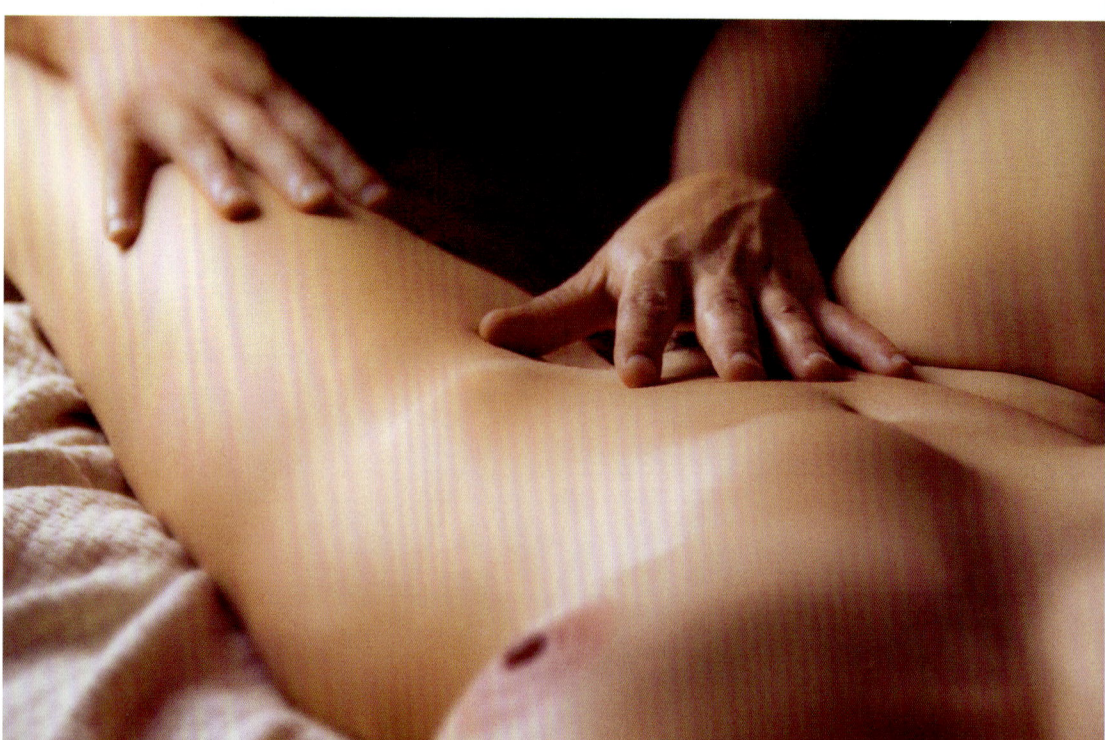

O Kama Sutra foi escrito para a nobreza da Índia por um representante dessa casta, o filósofo celibatário Vatsyayana, em época imprecisa, talvez entre 100 e 400 d.C. Concebido em sânscrito, uma das 23 línguas oficiais da segunda nação mais populosa do mundo, foi inserido na concepção de mundo da religião hindu. O mais interessante é que seus ensinamentos, aparentemente sexuais, pretendem, sobretudo, propor um caminho mais curto para a elevação espiritual.

Pouco se sabe sobre Vatsyayana, mas se sabe que ele sofisticou ensinamentos da mitologia hindu, a partir de Mallanaga, o "profeta dos asuras", ainda na Pré-História; Nandi, companheiro da deusa Shiva, que havia transcrito esta ciência para a humanidade; Shvetaketu, no século VIII a.C.; até chegar em Babhru e seus discípulos, conhecidos por Babhravya.

Dessa forma, instruções de mais e mais autores alcançaram Vatsyayana, que se encarregou da "edição final", por assim dizer. A obra só chegou ao Ocidente em 1876, quando o explorador britânico Sir Richard F. Burton a traduziu para o inglês.

Você deve estar se perguntando: por que o Kama Sutra foi direcionado para brâmanes, príncipes de sangue e responsáveis pela economia (negociantes, comerciantes, homens das finanças)? Porque as demais castas, provavelmente, estavam ocupadas demais para possuir tanto desprendimento físico e tempo para aprender a se relacionar melhor com o semelhante.

Saliente-se que as mulheres, só há poucas décadas consideradas relevantes, ainda precisariam apreender uma série de artes para servir ao marido. Elas eram consideradas servas e precisariam ser veneradas e fiéis — exceto as cortesãs, espécie de profissionais luxuosas do sexo. Mas falaremos disso logo mais.

Apesar da fama e do preconceito, somente 20% do conteúdo do Kama Sutra é dedicado às posições sexuais. A maior parte de seus ensinamentos refere-se à cidadania e às boas maneiras.

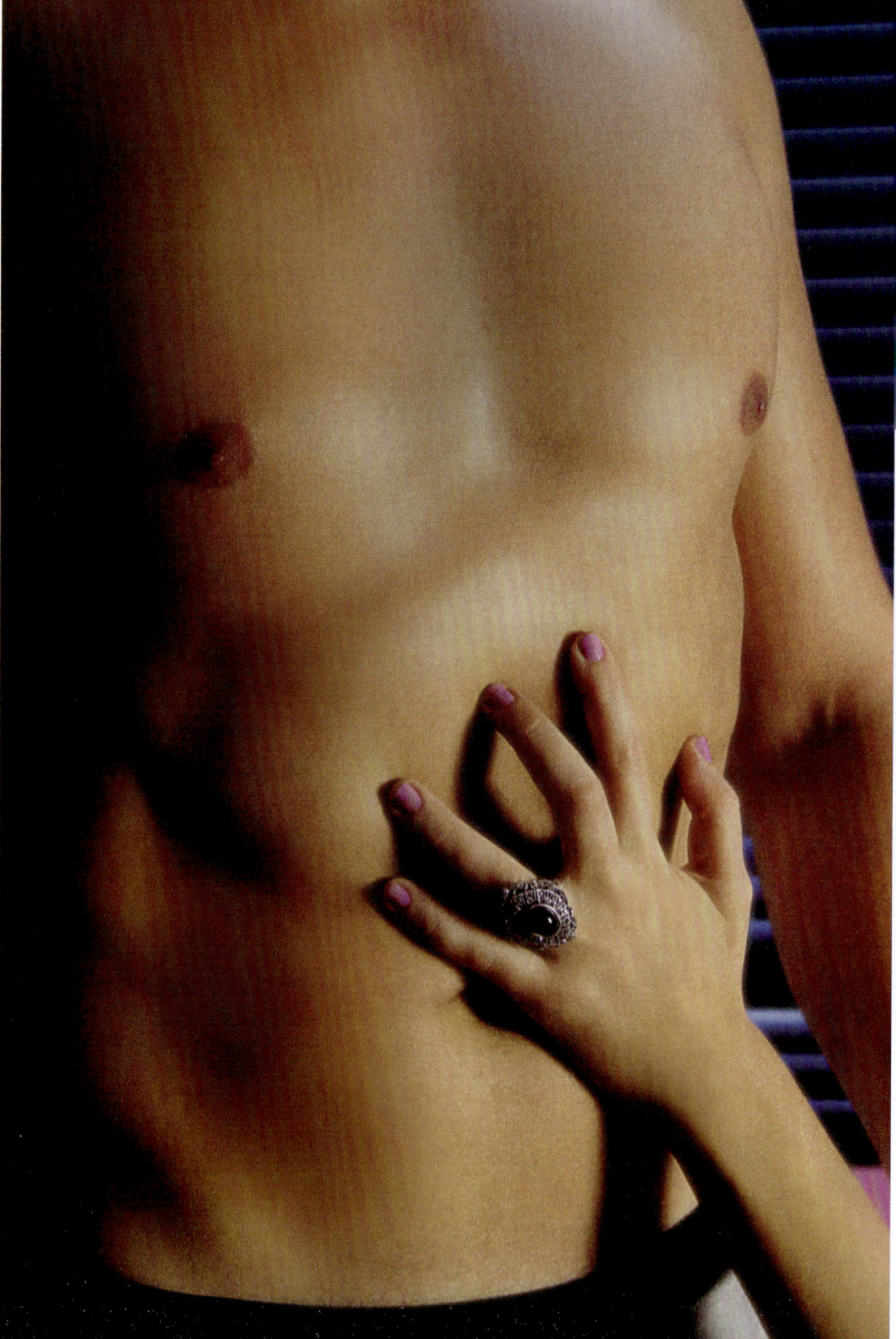

Vatsyayana instruiu como os hindus sem dificuldades financeiras deveriam se relacionar em sociedade à época em que o regime de castas era ainda mais rigoroso que atualmente.

"Kama" está no mesmo campo semântico que a palavra "eros", de raiz grega. Significa amor, prazer e satisfação; refere-se ao deleite dos cinco sentidos: audição, tato, visão, paladar e olfato. "Sutra" é o discurso de uma série de aforismos, termo padrão para um texto técnico, assim como o Yôga Sútra de Pátañjali. Dessa forma, o texto foi originalmente publicado como *Vatsyayana Kamasutram* ("Aforismos Sobre o Amor, de Vatsyayana").

O contentamento dos sentidos, porém, deve ser controlado, ainda segundo o autor, pela mente que, por sua vez, deve-se guiar pela consciência do Eu. Vatsyayana sugere que os homens deveriam apreender três valores, caríssimos à cultura hindu: além do "Kama", o "Dharma" e o "Artha".

Dharma é o mérito religioso; Artha, a aquisição de riquezas e bens. Para os hindus, os que praticassem Dharma, Artha e Kama, sem se aprisionar e sem pender para nenhum dos três preceitos, teria sucesso em toda a vida terrena.

Em outras palavras, podemos usufruir de prazeres sexuais mantendo a virtude divina. A alma necessita da vida espiritual, a consciência da moral, o espírito do amor e o corpo do bem-estar. A chave, portanto, seria o equilíbrio entre o ser, o ter e a transcendência.

O interessante é que vivemos num mundo hedonista, onde o terceiro objetivo se sobrepõe aos dois primeiros, embora por vezes se nutram. O sentido religioso e o acúmulo de riquezas são relevantes, mas como seres sexuados que somos, especialmente aqui no Brasil, o terceiro elemento do equilíbrio desarmoniza o triângulo de virtudes propostos pelo Kama Sutra. Ele, inclusive, associa sexo a amor, o que sugere anacronismo.

Vatsyayana acreditava que existiam oito maneiras de se praticar sexo, e cada uma delas poderia ser experimentada em oito posições, por isso as 64 "artes" que aparecem no texto desse autor. A obra, não há como se negar, seria considerada extremamente machista por, inclusive, ensinar como conquistar mulheres casadas.

Vatsyayana deixa claro, porém, que o objetivo não é induzir à traição, mas, ao contrário, deixar os maridos cientes das armadilhas da concorrência. Ele também dá uma mãozinha às mulheres, oferecendo dicas para manipular os companheiros, tirar o máximo da fortuna e ainda punir traidores. O filósofo foi até visionário ao criar uma receita contra a disfunção erétil.

As mulheres, segundo ele, precisariam se esforçar bem mais para serem seres humanos melhores. As tarefas seriam dobradas, ou seja, em vez das 64 artes do Kama Sutra teriam outras 64 obrigações a executar. Isso, certamente, justifica porque só as nobres teriam capacidade de cumprir o compêndio.

Como se fossem as crianças multitarefas de hoje, elas teriam de, dentre outras coisas, se isolar e se exercitar na música, dança, canto, pintura, decoração floral e na disposição de objetos pela casa. Também aprender a tatuar e colorir as mãos e unhas; a executar jogos de habilidade, de palavras, de magias e de azar, jogos infantis; a dominar fórmulas e símbolos mágicos; a interpretar presságios.

Pensa que acabou? Ainda teriam de ensinar araras e papagaios a falar, resolver e apresentar charadas, encenar representações teatrais, preparar perfumes, bebidas e unguentos, cozinhar pratos vegetarianos, saber arrumar o cabelo, praticar massagens e fricções.

E, claro, fazer colares, turbantes, adornos para as orelhas, escolher vestuários, ser distinta e elegante, recitar e compor poesias, ler frases difíceis e contar histórias, além de praticar a arte da mímica e falar línguas estrangeiras.

Mais: estratégia militar, alquimia, mineralogia, escultura, criação de animais domésticos, carpintaria, numismática, medicina yuvérdica, ginástica, arquitetura. Inimaginável em nossa contemporaneidade.

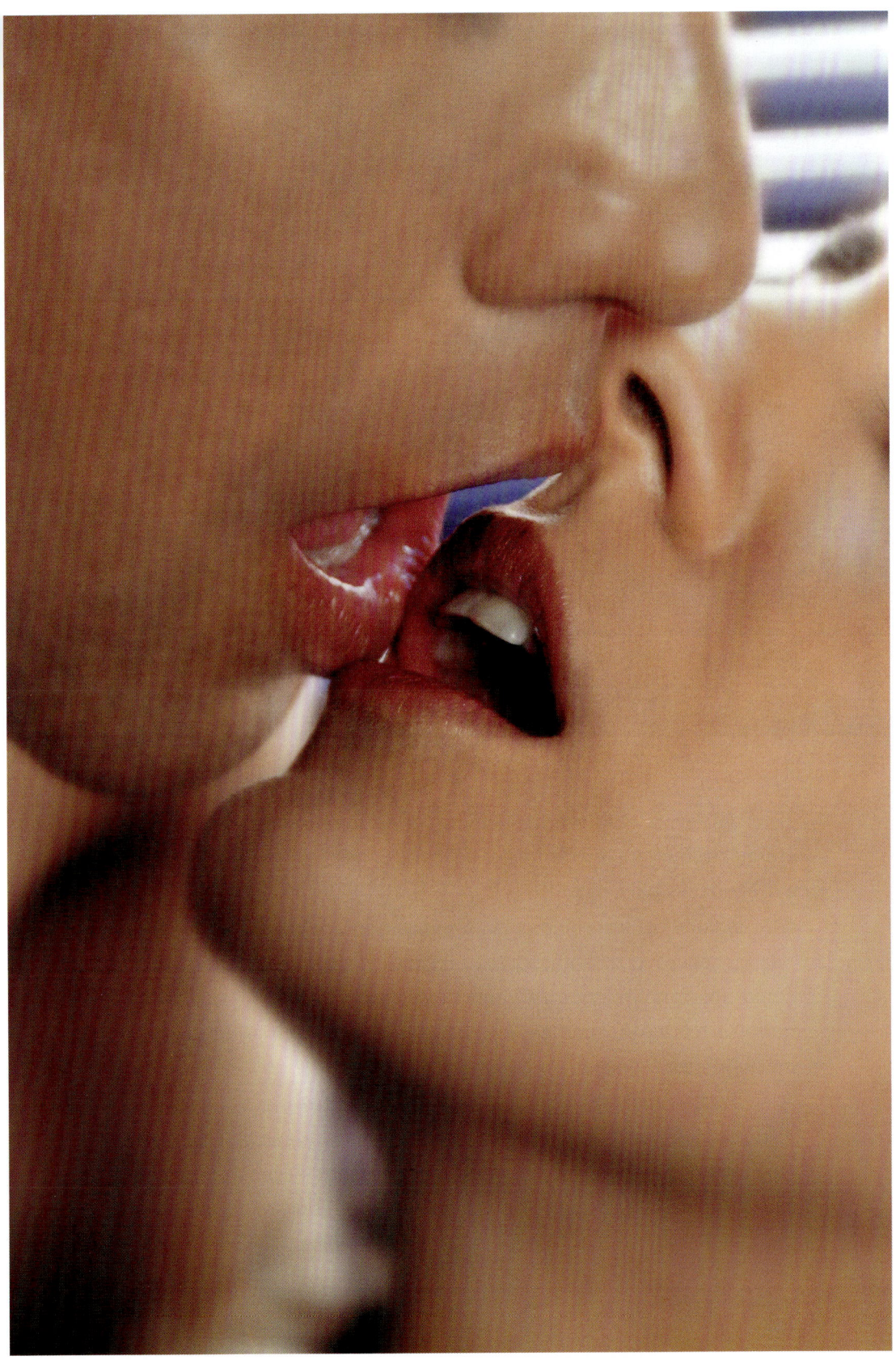

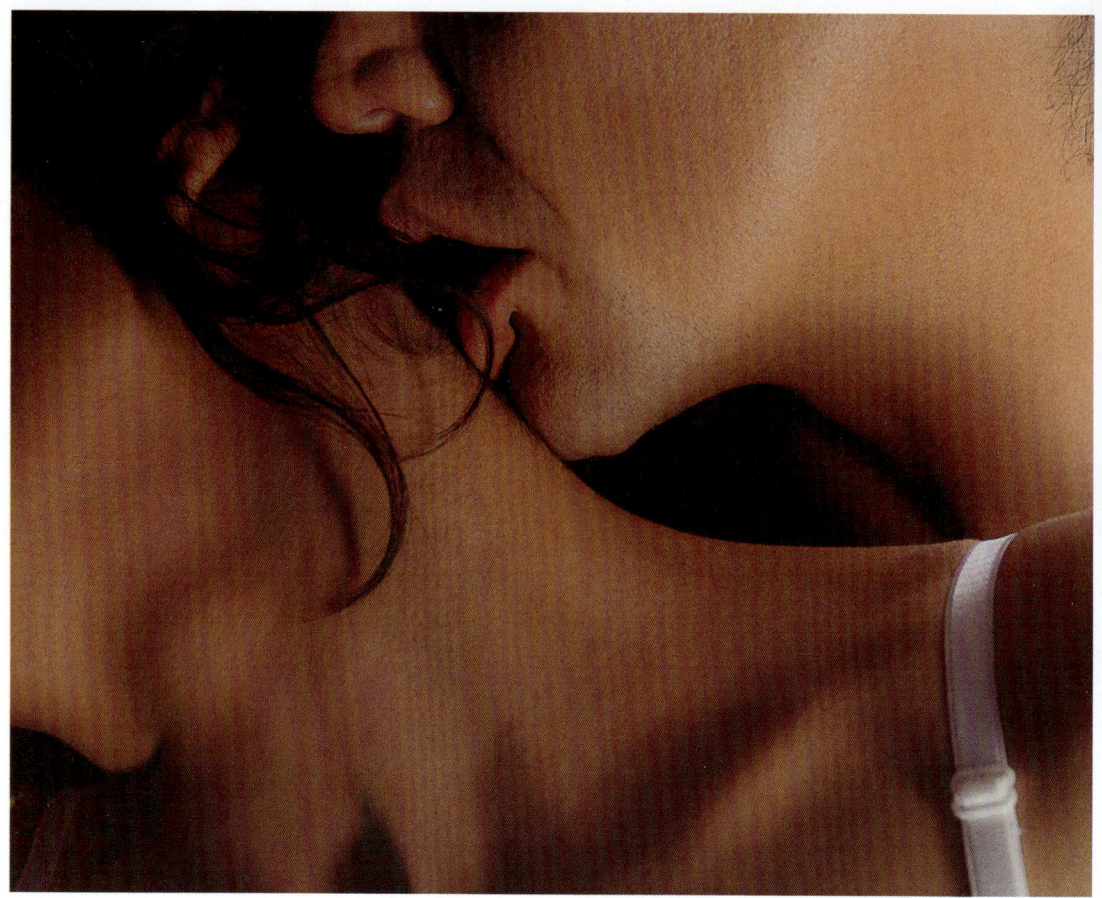

As "artes" serão apresentadas neste livro a partir dos princípios supracitados e de fora para dentro, de cima para baixo, das extremidades para o centro.

Assim, começaremos pela dimensão biológica do sexo: identidade, gênero e orientação sexual, uma rápida explicação sobre como nós funcionamos fisicamente. Em seguida, o corpo masculino e o feminino, suas características, semelhanças e diferenças, necessidades e desejos prementes.

Partiremos, então, para o flerte ou o que fazer e distinguir as informações genéticas e psicológicas que possuímos. Assim, teremos técnicas de beijos e enlaces, dimensões dos órgãos na formação dos casais e posições que garantem maior sucesso. Sem deixar de comentar e explicar algumas das mais importantes doenças sexualmente transmissíveis (DSTs).

A intenção não é promover a mera satisfação das paixões, nem o gozo desmedido. Para o Kama Sutra, o orgasmo surge como uma experiência superior à razão: uma voluptuosidade suprema na qual nos aproximamos do divino.

Muito embora a moral judaico-cristã tenha prevalecido e subjugado muitos desses ensinamentos, o mundo desenvolve-se rapidamente e podemos ter acesso a outros pontos de vista, específicos ou não. Livros como este tentam, de alguma maneira, contribuir para uma maturidade sexual. A proposta é controlar os sentidos e avançar no autoconhecimento.

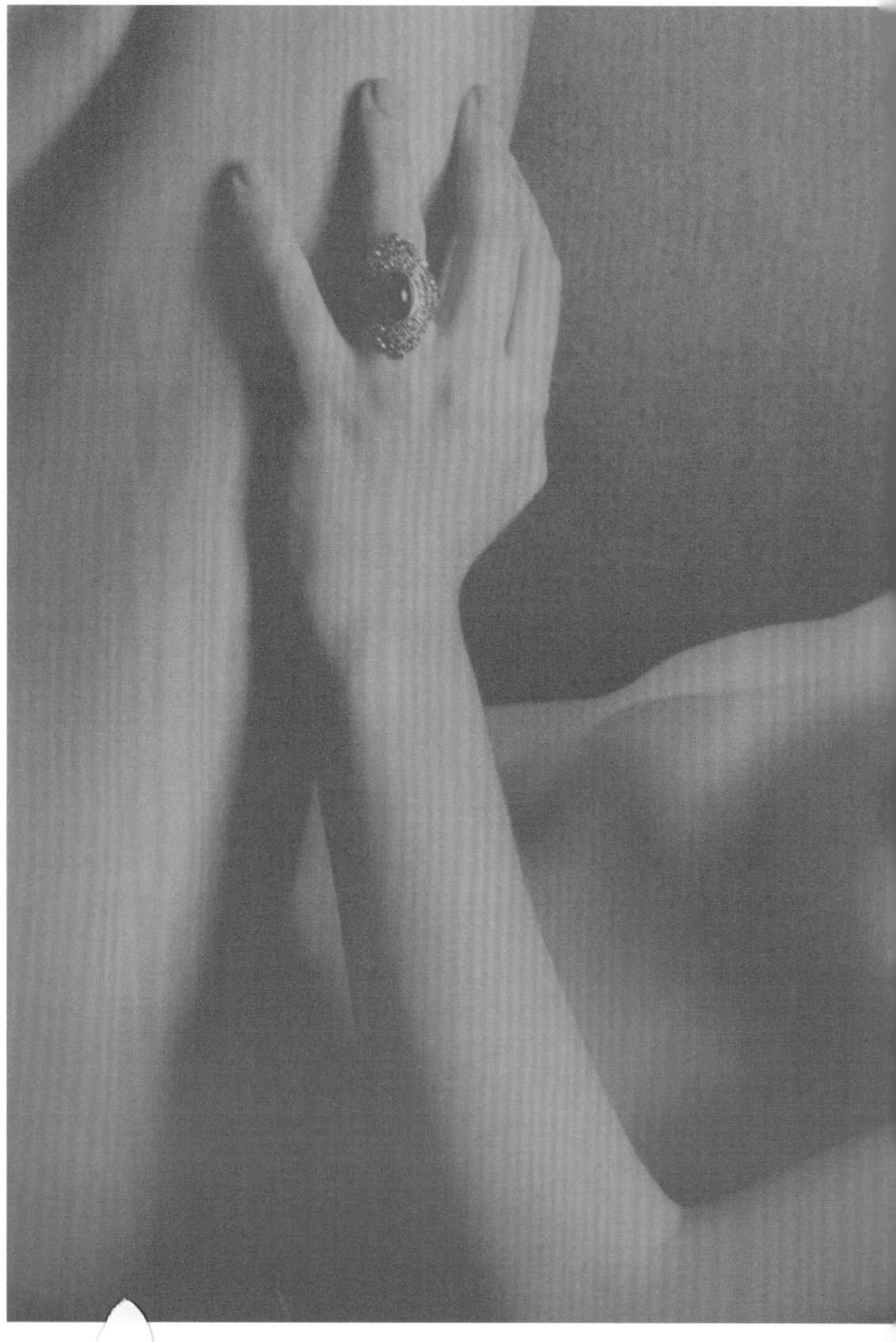

2
CONHEÇA O SEU CORPO

Vamos começar, adivinha só, do começo. Com você. Tire sua roupa. Toda, incluindo calcinha, se mulher, e cueca, se homem.

Agora pegue um espelho, desses pequenos. Sente-se e olhe-se por baixo. Calmamente.

Comece pelo ânus. Movimente o espelho até que ele contemple a saída do reto. Perceba suas reentrâncias. Devagar, devagarzinho, como se analisando uma fruta a ser apreciada.

Vamos ser didáticos. Primeiro a função oficial. Nos humanos, o ânus é uma abertura reguladora da saída de fezes. Reguladora porque a musculatura lisa do intestino define a velocidade da saída. Localiza-se entre as nádegas e é um orifício de pequenas dimensões. Seu suporte é a musculatura do períneo, juntamente com os esfíncteres internos e externos daquela região.

Não é de hoje, embora esteja na moda, que o ânus é muito usado como órgão sexual, embora não seja reprodutivo. Portanto, vamos à função recreativa. Casais, tanto heterossexuais quanto homossexuais, usam com frequência aquela vizinhança.

Tradicionalmente usam-se pênis, dedos, línguas e vibradores por ali. Em casos extremos, mãos, braços e até objetos heterodoxos, muito comuns em práticas parafílicas e menos usuais. O ânus, ao contrário de outras regiões, não fabrica secreções lubrificantes, o que pede uma atenção especial em qualquer tipo de penetração.

É muito comum o uso de lubrificantes à base de água para facilitar o contato entre os corpos. Vale lembrar que temos doenças sexualmente transmissíveis que encontram naquele terreno um campo fértil para contaminar o indivíduo. Por isso, o uso de preservativos não é só recomendável como necessário. Saliente-se que há muitos micro-organismos que vivem no intestino grosso e no reto. Deixemos o ânus para trás e mudemos de lado.

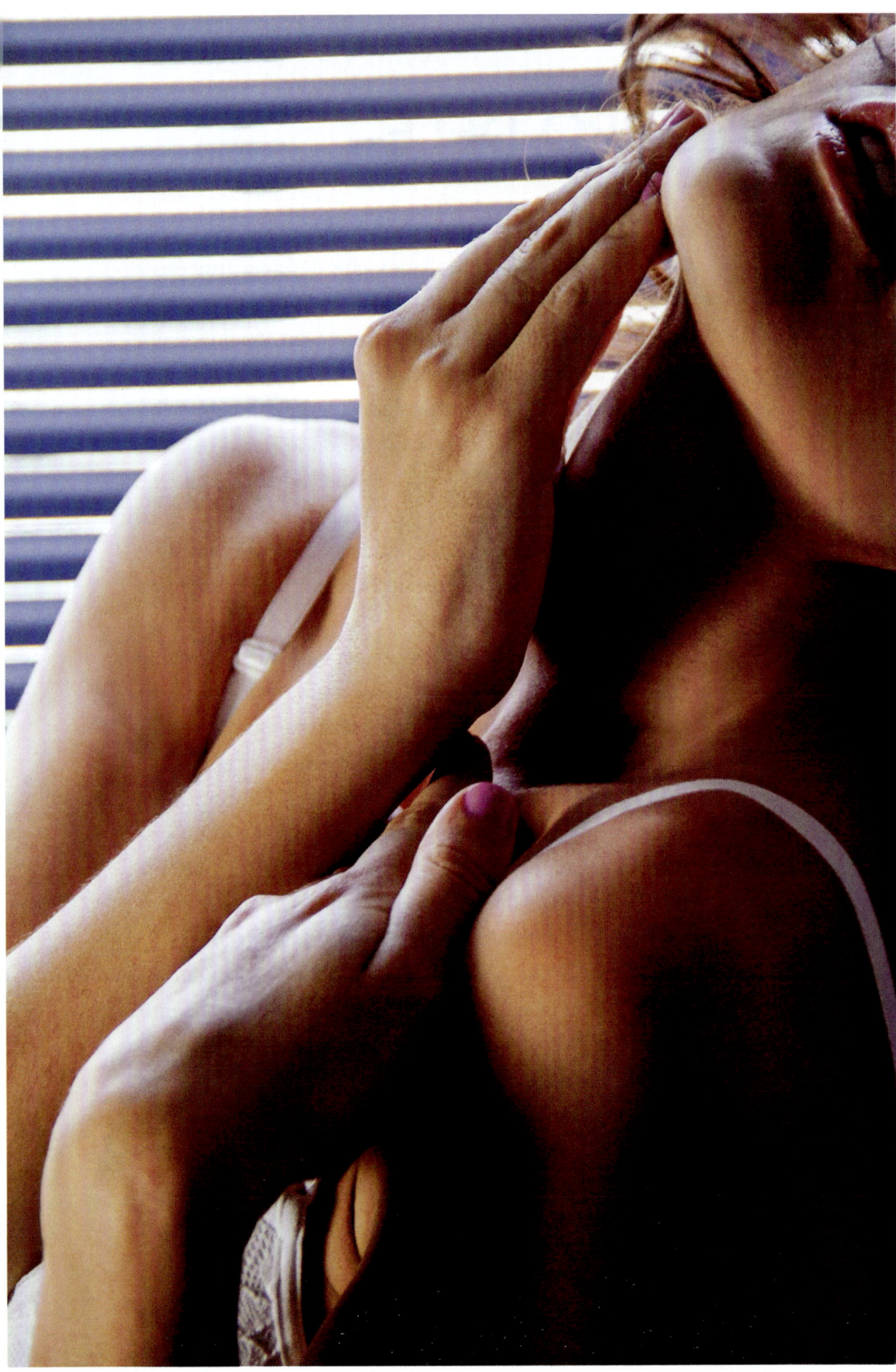

O CORPO DELE

Vamos à frente com o espelhinho. As características físicas dos sexos têm particularidades que definem funções e constituições e, evidentemente, os tornam diferenciáveis. Os componentes genitais masculinos são, em sua maior parte, externos. Ao contrário dos femininos, majoritariamente internos. Isso facilita o estímulo e a identificação cotidiana nos homens.

Nos homens, o pênis e a bolsa escrotal, onde ficam os testículos, são visíveis e expostos. O pênis é formado pela glande, ou cabeça, e pelo tronco.

A glande varia de homem para homem, mas geralmente é triangular. É coberta com uma pele muito fina que tem numerosas terminações nervosas sensíveis ao tato.

Não por acaso ela é aproveitada em operações de redesignação sexual. Quando indivíduos do sexo masculino decidem mudar de gênero, passam por cirurgias delicadíssimas nas quais o pênis é extirpado e cria-se uma neovagina. Internamente, a neovagina é revestida pela glande.

Do lado posterior da glande há um pequeno órgão que serve de freio, retendo uma espécie de capuz de pele, o prepúcio, que cobre a cabeça do pênis. Vale salientar que o prepúcio não deve servir de "pulôver" permanentemente porque pode causar infecções.

A extirpação dessa "liga", o freio, é a circuncisão, obrigatória, por exemplo, no judaísmo e no islamismo. Ela é eliminada, portanto, por questões de saúde, higiene e religião, além de permitir uma melhor funcionalidade do pênis no sexo.

Partamos para o tronco do pênis. Ele é cilíndrico e tem a capacidade de mudar de tamanho involuntariamente. Internamente, possui poros ou corpos cavernosos, semelhantes aos de uma esponja, que absorvem o fluxo sanguíneo em estado de excitação, como se uma represa abrisse suas comportas. Em outras palavras, ele pode até dobrar de tamanho.

À base dele está a bolsa de pele rugosa e hipersensível, altamente erógena para homens. No escroto ficam os dois testículos, que, em situações normais, "guardam" os espermatozoides e produzem o hormônio sexual masculino.

Os testículos comunicam-se com as vesículas seminais através de dois canais, batizados de deferentes, e por lá se misturam a um líquido que lhes serve de veículo e alimento.

Eles saem das vesículas e desembarcam na próstata, onde recebem um outro líquido e, juntos, formam o sêmen que será ejaculado. Tudo muito rápido.

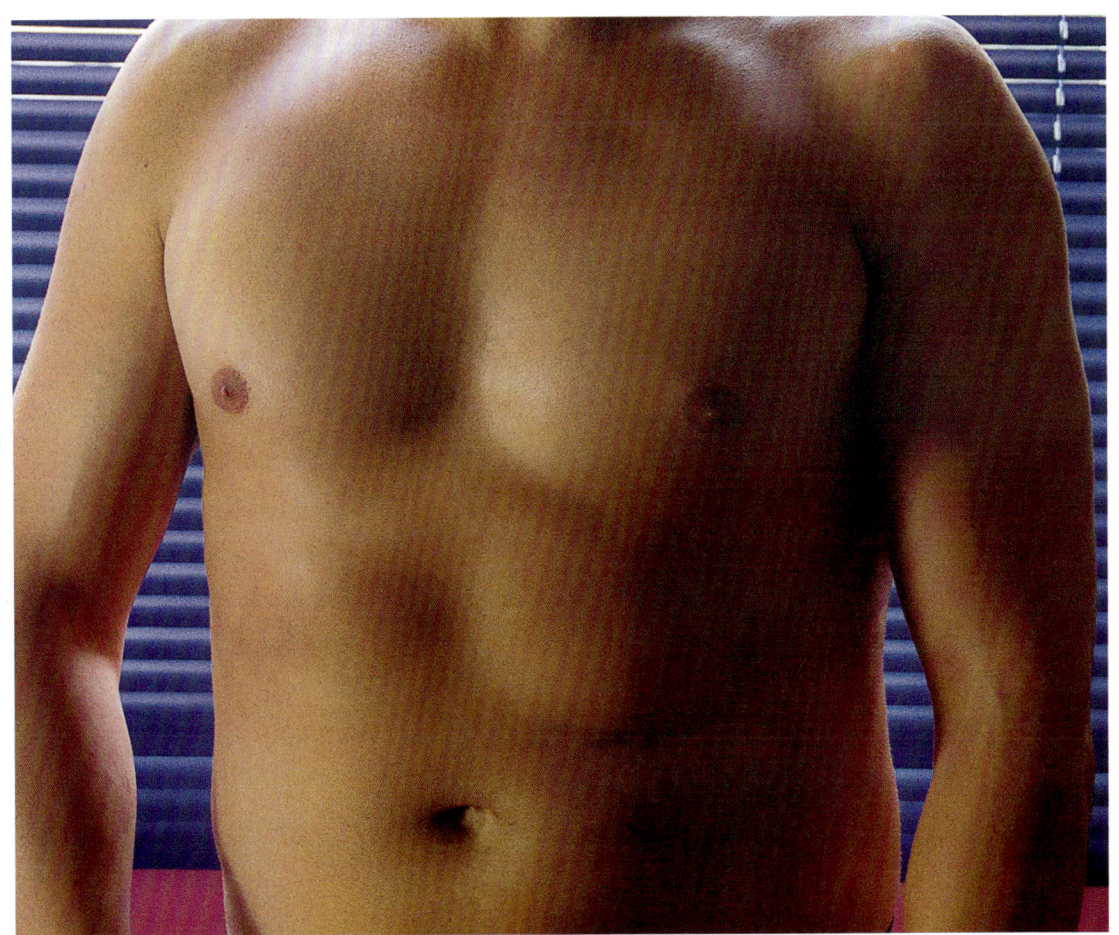

O CORPO DELA

As moças, ao contrário, têm um processo de estimulação mais lento. Para início de conversa, a maior parte dos órgãos genitais está oculta, com exceção da vulva, sua única vitrine, digamos assim.

Ela fica entre o chamado monte de Vênus, onde ficam os pelos pubianos, e o períneo, que a separa do ânus. Na vulva, a parte mais visível são os grandes lábios, uma dobra dupla que contém glândulas e folículos.

Dentro deles, há dobraduras de peles conhecidas como pequenos lábios. Eles, aliás, têm função preponderante. Lubrificam a vulva e a cobrem de secreções que, juntamente às vaginais e às sudoríparas, formam uma camada que a protege da urina, do fluxo menstrual e de bactérias.

Assim como o pênis, que pode dobrar de tamanho, os lábios também se modificam quando a mulher está excitada. À medida que a excitação cresce, eles congestionam-se, aumentam de espessura e se projetam para fora. E, sim, variam de formato de mulher para mulher.

Agora chegamos ao que interessa: o principal ponto erógeno da mulher, subestimado por alguns parceiros sexuais, o clitóris. Em grego, quer dizer "chave", o que diz muito sobre sua função. Inserido e protegido pelos pequenos lábios, ele atinge dois a três centímetros, embora dobrado sobre si mesmo.

O órgão mais sensível da vulva, recebe e emite estímulos sexuais e ajuda a excitar a mulher. Ajuda. Tecnicamente, sua parte superior é coberta por uma membrana com sensibilidade superior até do que a glande e o escroto no homem.

O motivo de tamanha sensibilidade é que ela concentra muitos terminais nervosos. Por isso, sua estimulação durante o coito e também durante o sexo oral são fundamentais para que a mulher se excite o suficiente para atingir o orgasmo. Vamos entrar em detalhes logo mais.

Por trás da cortina formada pelos lábios estão o orifício uretral e a vagina, já à parte da vulva. A vagina tem tamanho variável porque se adapta a qualquer tamanho de pênis, mas geralmente mede oito centímetros de comprimento.

Ela é um canal fibromuscular que precisa de cautela para se ajustar aos tamanhos do pênis, por isso muita calma nessa hora. Indica-se uma preparação prévia antes do coito, já que a vagina se expande paulatinamente. Também vamos explicar mais à frente algumas técnicas eficientes.

Internamente, a vagina é coberta por dobras grossas, as rugas, e divide-se em três espaços abertos que se comunicam com as abóbadas. A posterior é mais estreita e profunda porque é facilitadora da irrigação de esperma em direção ao colo do útero.

A vagina tem uma substância chamada glicogênio que a cobre e origina o ácido lático. Ele é responsável, dentre outras coisas, por evitar bactérias no fluxo vaginal.

Essa lubrificação completa-se com as secreções das glândulas de Bartholin ou vestibulares, que ficam atrás da vagina. Seus canais abrem-se entre os pequenos lábios e o anel do hímen, originando um muco lubrificante sobre a vulva. Ele é palpável.

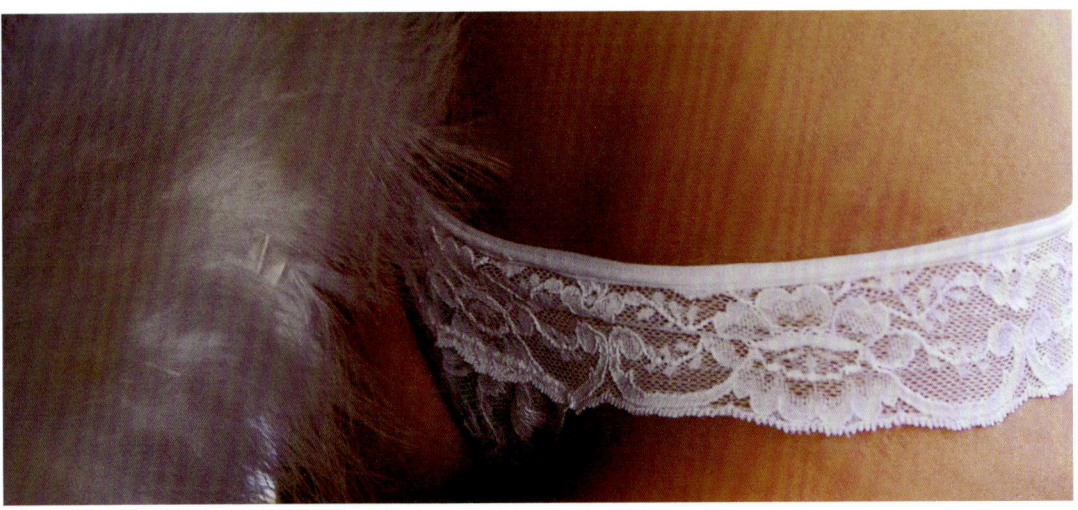

ZONAS ERÓGENAS

Em síntese, os pontos mais erógenos da genitália masculina são a glande do pênis e o escroto; e da feminina, o clitóris. Mas, evidentemente, não são os únicos e este livro vai começar a desvendar alguns dos outros.

É assim: quando os sentidos dão o alerta, o estímulo chega à mente e os corpos começam a se posicionar para responder àquele apelo. São quatro fases: a excitação, o platô, o orgasmo e o relaxamento.

As respostas do corpo são muitas. A respiração muda de velocidade, assim como os batimentos cardíacos e a pulsação do sangue, que acelera sua circulação. As pupilas também se dilatam, os lábios mudam sutilmente de cor e, no caso das mulheres, os mamilos aumentam de tamanho, tornam-se mais duros e eretos. Surgem, enfim, as primeiras gotas de suor graças ao aumento da temperatura do corpo.

Nas mulheres, os seios incham-se levemente e a vagina responde aos primeiros estímulos. Entre os homens, os mamilos também podem endurecer, o escroto pode mudar de tamanho e o pênis pode não só crescer como ter movimentos espontâneos, para cima e para baixo ou, se o corpo auxiliar, para os lados.

O clitóris apresenta uma reação mais lenta. Beijos, carícias, massagens, sucções e leves mordidas nos seios são fontes de estimulação indireta. Junte-se a isso carinhos no monte de Vênus e jogos insistentes dos dedos sobre os pelos pubianos.

Se a intenção for ganhar tempo, estimule o clitóris com os dedos ou a língua. A resposta é mais rápida.

Depois dessa fase, chegamos ao platô. Os seios aumentam de tamanho e suas auréolas dilatam. Na vagina, os pequenos lábios duplicam ou triplicam seu tamanho pela congestão e impulsionam para fora os grandes lábios, como se fosse uma flor aberta e sedenta.

O clitóris se retrai e a mulher chega no que se denomina "plataforma orgástica", momento anterior ao orgasmo, quando a vagina se contrai, diminui sua abertura e aperta o pênis no coito.

A temperatura e o ardor chegam ao extremo, surgem manchas avermelhadas nos seios, nas costas, no pescoço e no rosto, mas, evidentemente, isso varia de mulher para mulher. Os músculos também se contraem, a respiração se acelera e a pressão sanguínea segue a do coração. Chega o orgasmo.

O homem responde de uma maneira diferente, até porque ele tem uma evidência: a ereção. Excitado, o cérebro envia mensagens de estímulo ao pênis através da medula espinhal.

O órgão, antes flácido e em repouso, recebe um fluxo abundante de sangue em seu tronco e, assim, é erguido, dobra de tamanho, enrijece-se, com veias proeminentes sobre o tronco e a glande mais avermelhada e esticada.

Fisicamente, o ardor aumenta a respiração, que encurta e se torna mais intensa, o coração se acelera. A ereção pode, porém, ser

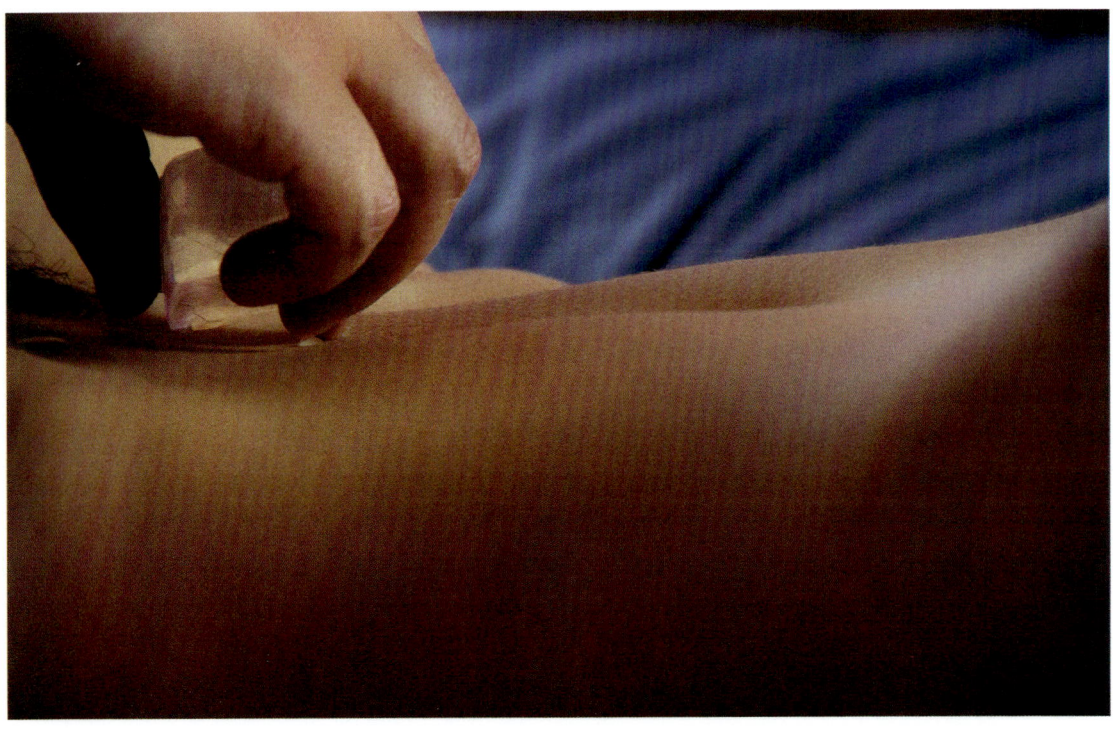

interrompida ou cancelada dependendo do estado emocional do homem, de uma mudança brusca de posição ou sob efeito de algum susto ou distração.

Pode, em situações normais, ser controlada na sequência. A pele do escroto se estica e os testículos se elevam um pouco em relação à sua posição normal, como se protegendo da temperatura ambiente.

Já na fase do platô, há indícios que acusam a proximidade do orgasmo. A glande aumenta de diâmetro e escurece por causa da quantidade de sangue que jorra em seu interior.

Os testículos ficam maiores e continuam se elevando. O homem, então, tem sensações de pressão e de aumento da temperatura interna, sobretudo das pélvis.

As coxas e as nádegas também se enrijecem sob essa pressão. Na ponta da glande, surgem gotas de um fluido que vem da uretra e que tem a função de lubrificar a cabeça do pênis. Ele é palpável, geralmente transparente. Em instantes, o homem sente vontade de ejacular.

Tanto para homens quanto para mulheres existem partes da pele que funcionam como estímulo ao sexo. São as chamadas zonas

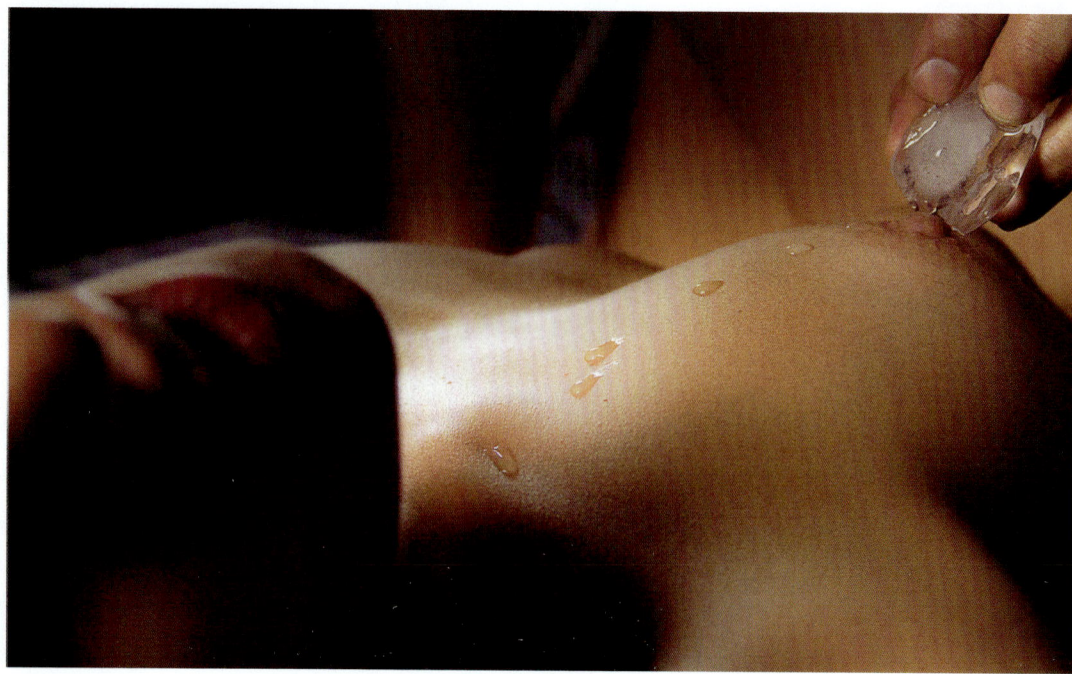

erógenas, não necessariamente nas genitálias, que são as áreas consideradas primárias.

A sensibilidade é tão intensa que um simples toque pode transmitir ao cérebro uma descarga violenta de prazer. Há trechos que podem excitar com o simples toque de dedos ou de línguas, mesmo carícias das mais lentas.

Nos homens, a glande, o freio e o orifício da uretra, assim como a bolsa do escroto são pontos certos de excitação. Pode apostar que vai ter sucesso. É bem verdade que a aparência da bolsa, enrugada e mais escura que a pele, intimida os iniciantes, mas, ao se livrar desse receio com a fisionomia do órgão, é certeza garantir muito prazer ao seu parceiro.

Lamber ou sugar, com delicadeza, surtem efeito imediato. É preciso lembrar que ela protege os testículos, extremamente sensíveis a tapinhas ou beliscões. A dor pode ser intensa e interromper o prazer masculino. Portanto, nada de ir com muita sede ao pote dos rapazes.

As zonas secundárias são os bicos dos peitos e os mamilos. Mexer, lamber, sugar esses pequenos órgãos pode dobrar a excitação do parceiro. As orelhas também respondem muito bem a estímulos, tanto os lóbulos quanto a espiral interna, muito sensível ao calor e à umidade promovidos pela ponta da língua. Mexa a bem e sussurre algo. Sucesso garantido.

As axilas, a delicada pele interna das articulações, cotovelos e joelhos, as laterais da pélvis e a nuca também são bem receptivas a dedos e línguas. Por fim, pés e ânus. Os dois têm muitas terminações nervosas e bem estimuladas por toques e línguas oferecem enorme prazer, especialmente na pele que é caminho em direção ao escroto, o períneo. Com higiene, vale pôr a língua em quase tudo. Não se acanhe.

Nas mulheres, os genitais também são as zonas erógenas primárias, tendo no clitóris o protagonista da cena. Ele emite mensagens certeiras e consistentes ao cérebro. Para estimulá-lo com precisão, a indicação são suaves golpes de língua ou mesmo usando a glande do pênis.

Essa dupla faz o clitóris vibrar, como se fosse um badalo de um sino. Também vale acariciá-lo com suaves movimentos ascendentes e descendentes dos dedos.

Os grandes e pequenos lábios e o orifício da vulva são zonas que exigem tratamento diferenciado. Friccione os pequenos lábios com leve massagear dos dedos. Isso provoca excitação em altíssima voltagem. E a sensação pode aumentar ainda mais se o atrito for produzido com a boca, com o jogo lascivo entre os lábios.

O púbis, logo acima, e o períneo, por baixo da vulva, são áreas que também exigem sua atenção. As mulheres agradecerão a gentileza.

Uma técnica que pode funcionar recorre às mãos. Com uma delas deslize entre as pernas da mulher, depois acaricie levemente o monte de Vênus, em seguida os lábios vaginais para, enfim, chegar ao orifício da vulva.

Use os dedos para atingir o períneo, pressionando-o e massageando-o com suavidade. As mulheres também se sentem prestigiadas com as preliminares, as carícias antes do coito. Isso não é lenda. É fato.

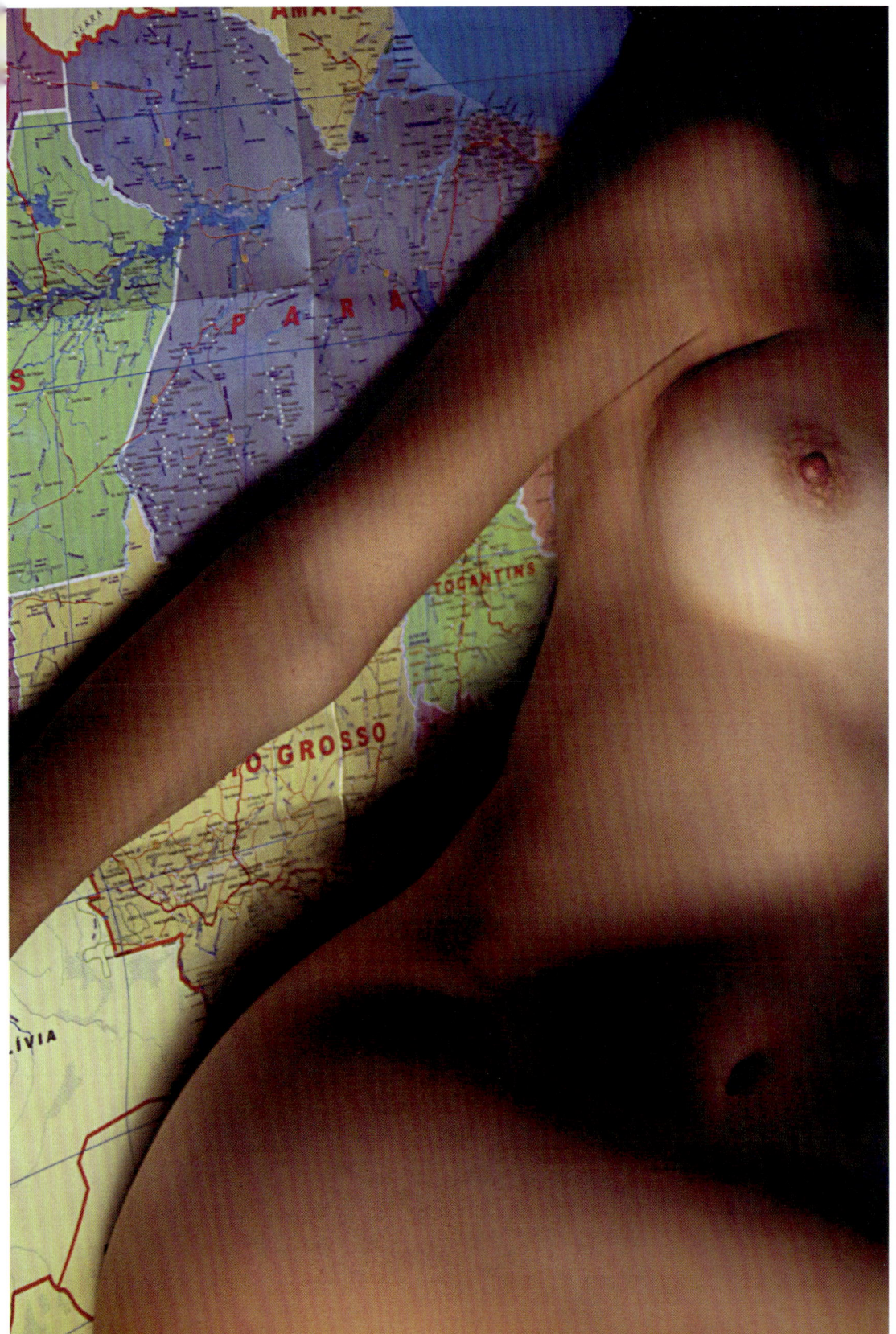

CONHECENDO OS PONTOS ERÓGENOS

Os desejos aumentam se os toques se estenderem por várias zonas erógenas do corpo. Lembre-se do poder sensitivo das mulheres, que absorvem de cada toque um ponto de estímulo para a excitação. Só ajuda o casal perder um tempinho excitando a parceira.

Das regiões mais valorizadas estão os lóbulos das orelhas, que podem ser sugados como se fossem uma ameixa pequena. A sensação é similar aos beijos prolongados. Arrepia os pelinhos do corpo.

Não esqueça de usar a língua suavemente pela nuca e pelo pescoço, assim como nas axilas nas regiões próximas à base dos seios. Toque e massageie os cabelos longamente. Deixe ela jogá-los em seu rosto com volúpia.

Os seios, sem dúvida, precisam de muita atenção. Comece acariciando e massageando, depois os molde com as mãos, como que os desenhando pelas pontas dos dedos. Os toques precisam chegar até as auréolas. Elas também pode ser estimuladas com a línguas ou com a glande do pênis. O efeito é um colosso.

As regiões que recebem pouco sol, no interior dos braços, também são muito sensíveis, assim como as costas, sobretudo no caminho central que desce até a medula. A depressão do cóccix costuma ser uma área de grande sensibilidade para a maioria das mulheres, provavelmente porque está próxima ao ânus e às nádegas.

As nádegas, sim, vão precisar de você. Estimule-as com a língua, faça massagens e dê leves tapinhas em sua superfície.

O ânus também pode ser utilizado com as mesmas técnicas usadas nos homens. Dedos e línguas para os iniciantes e ortodoxos. Como disse acima, se higienizado está tudo certo.

Descendo pelas pernas, a língua é muito bem-vinda, especialmente no centro, entre as coxas, e na área posterior. Mais abaixo, use a pele atrás dos joelhos e entre os dedos dos pés.

Lembre-se ainda do umbigo, porta de entrada ao baixo ventre, em que a proximidade da vulva amplifica a sensibilidade. O encontro dos dedos e da língua umedecida e a pele fina da mulher serve de pólvora para excitar a parceira. A técnica exige cautela e muita delicadeza. É o segredo do sucesso para que o encontro renda muito e proporcione satisfação a ambos.

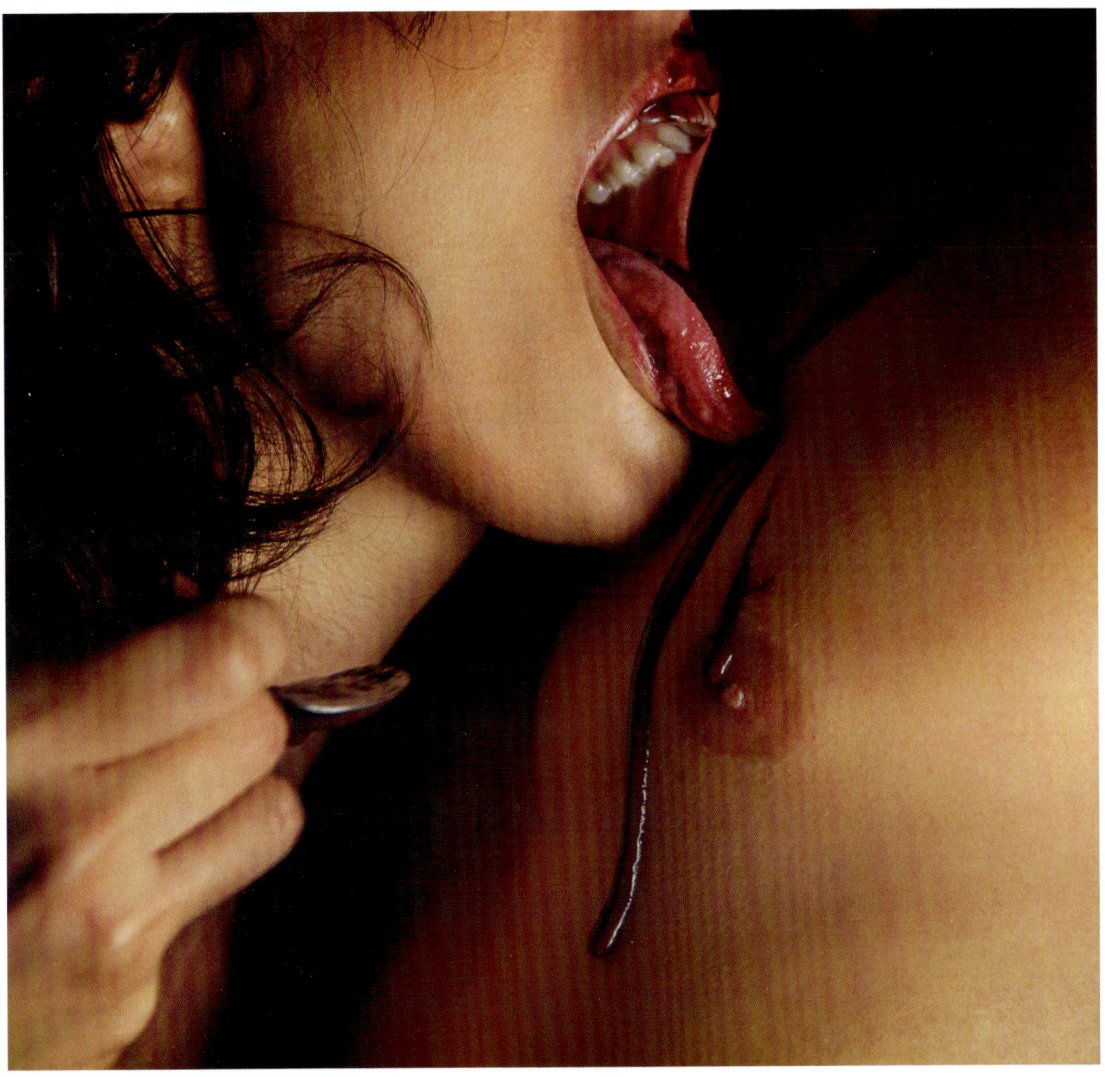

MASTURBAÇÃO MASCULINA

Evidentemente que ao ter conhecimento destas técnicas, tanto homens como mulheres podem encontrar prazer com as próprias mãos. A técnica mais usual da masturbação masculina é o uso da mão inteira para envolver o membro.

Há quem prefira usar três dedos, com o polegar na parte superior e o indicador e o médio no inferior. Para estimulá-lo, desliza-se a pele até a glande e retorna-se até embaixo. O movimento é contínuo e regular. Pode-se interromper suavemente, mas a pulsação do pênis e a alteração da respiração exigem que os movimentos tornem-se ainda mais rápidos até chegar ao orgasmo.

O homem é mais imagético que a mulher. Para se excitar, ele recorre a uma filmoteca erótica que resgata imagens gravadas na memória e as recria para aumentar o clima de tensão sexual.

No repertório, lembrança de relações antigas, cenas filmadas, fotografias ou textos pornográficos são muito recorrentes. Os vídeos de até cinco minutos são bem eficientes para a prática. Basta se concentrar e seguir em frente.

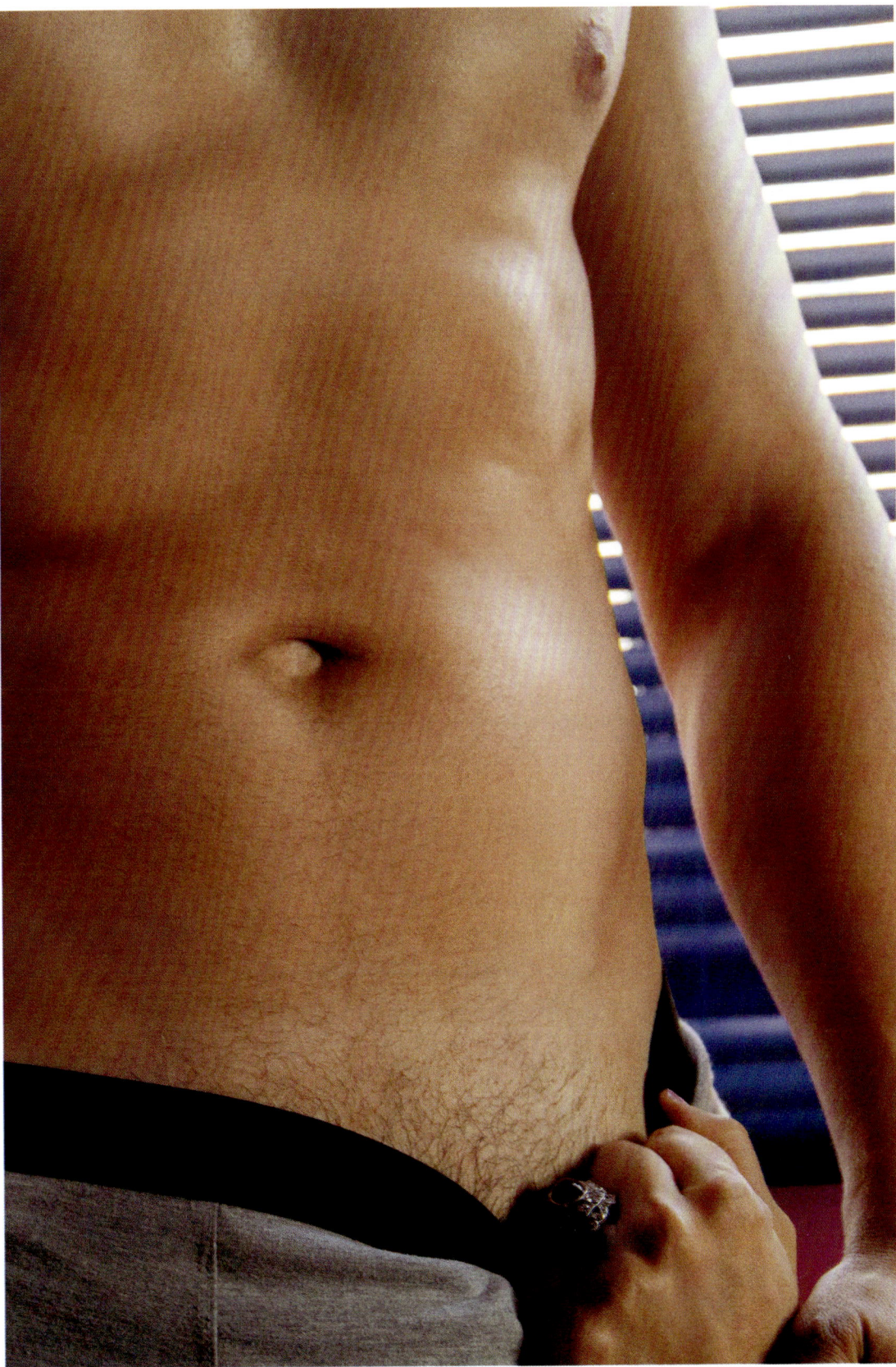

MASTURBAÇÃO FEMININA

As mulheres também recorrem a subterfúgios memoriais, mas muito mais próximos ao erotismo que à pornografia. A sensualidade percorre cada ponto de sua pele e as coxas respondem friccionando-se entre si ao sentirem as primeiras descargas de aviso que sobem da vulva.

As mãos acariciam o pescoço e os braços, rodeiam os seios e sentem na ponta dos dedos como o prazer começa a se manifestar em cada poro.

Os dedos são molhados com saliva para deslizá-los sobre os mamilos, que respondem com descargas que os enrijecem. As carícias sobem ao abdome, descem ao púbis e aumentam a tensão pela proximidade da vulva.

As mãos, então, apertam e acariciam as coxas. Um dedo sente a umidade que denuncia a excitação, se molha nela e desliza em uma viagem que roça a vagina e alcança o períneo, para estremecer e voltar para cima, desfazendo o caminho e chegando ao clitóris.

A outra já está nos mamilos, que se firmam como o clitóris. A imaginação toma conta da mulher e as mãos têm vida própria. Os dedos maiores estão na vulva, são sugados pela vagina e outros seguem para a boca úmida. O descontrole se converte em vertigem e falta de ar. Voltam ao clitóris, aceleram os movimentos e a mulher chega ao orgasmo.

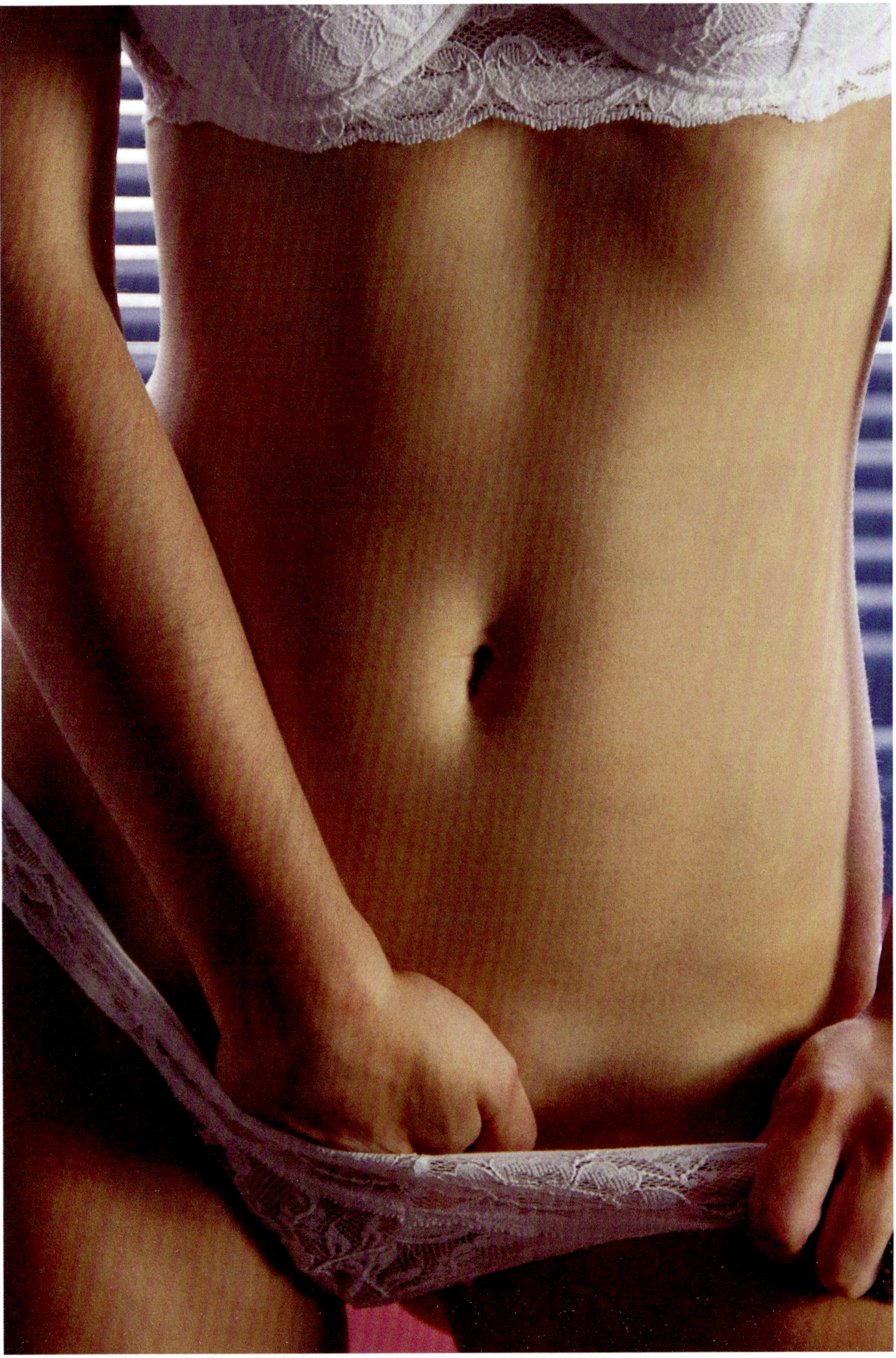

MASTURBAÇÃO MÚTUA

Vale lembrar que a prática da masturbação mútua é mais do que recomendada. Utilize-se das técnicas acima citadas. É uma possibilidade interessante de conhecer o outro, reconhecendo mutuamente as zonas erógenas do parceiro sexual.

A clássica masturbação manual se reinventa quando praticada por outra pessoa. O homem, especialmente, ganha excitação extra quando seu pênis é massageado por uma mão alheia. A temperatura diferente da sua é um choque considerável.

Também tem muito a ver com a curiosidade do homem em relação à velocidade e aos movimentos promovidos pela parceira. Como será que ela faz e até onde pode chegar? Homem é um gênero curioso por si.

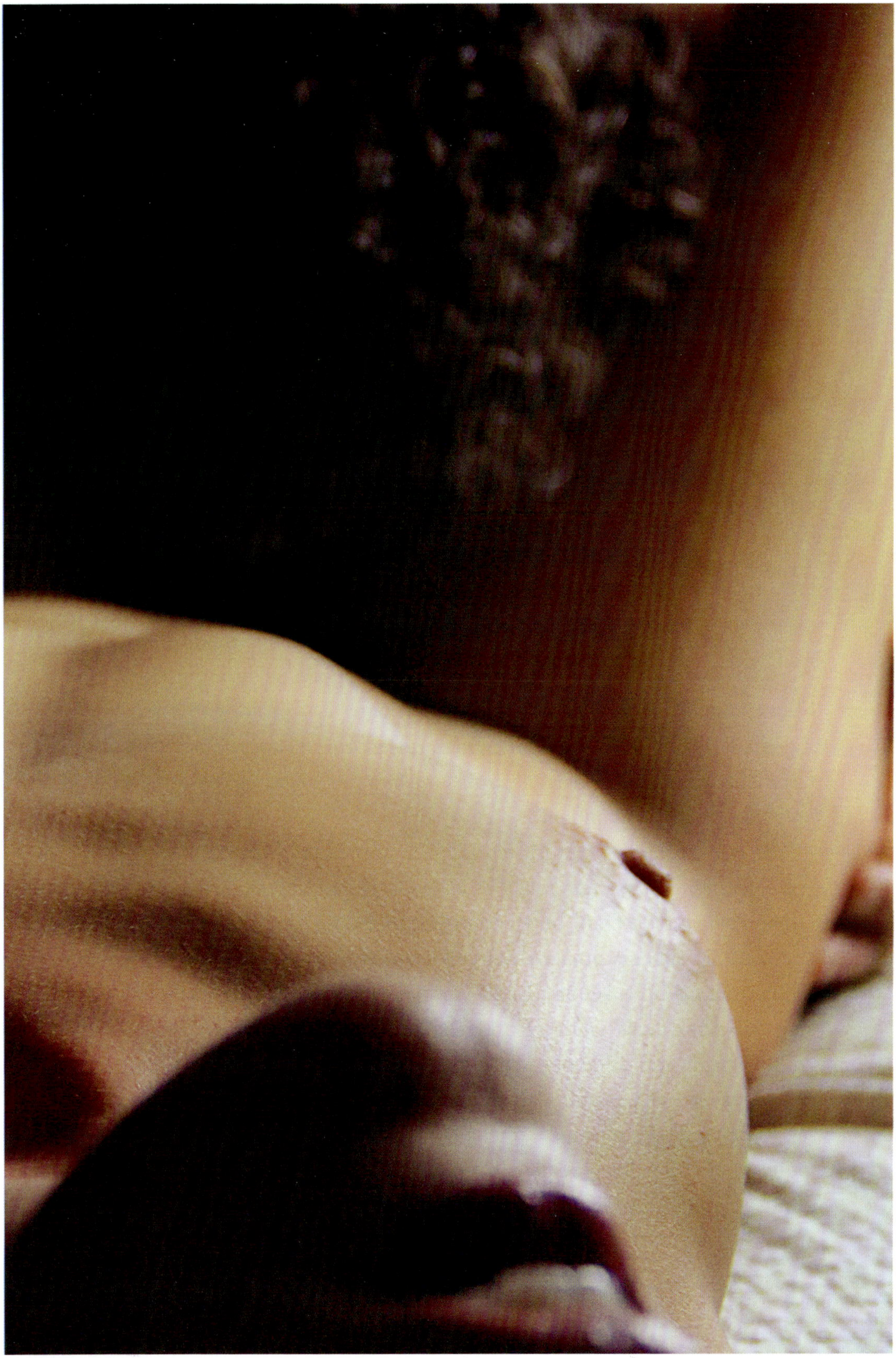

MITOS SOBRE A MASTURBAÇÃO

Para finalizar, um tira-dúvidas sobre a masturbação. Muitas pessoas acreditam que sua frequência é prejudicial à saúde ou à vida sexual. Isso é lenda.

Não existe comprovação científica que ligue a masturbação a alguma disfunção sexual ou a algum problema físico. Ao contrário, a liberação da tensão sexual ajuda a harmonizar corpo e mente.

Além disso, ela ajuda no autorreconhecimento e, assim, garante repertório de fantasias que ajudam em futuros envolvimentos emocionais.

Há também dúvidas se as relações homossexuais são diferentes das heterossexuais. De uma maneira geral, pode-se dizer que sim.

As lésbicas tendem a fazer mais jogos e a prolongar o ato, com mais suavidade e estímulos manuais e orais. O corpo inteiro se transforma em zona erógena, antes mesmo de chegar às regiões da vulva e da boca e também à masturbação.

Os casais masculinos tendem a seguir essa prática, especialmente quando estão em relações estáveis. A prática é mais demorada no início e no platô, antes do orgasmo.

Por falar em homens, sempre se pergunta se pênis avantajados, com medidas acima dos 20 centímetros, provocam coito doloroso. No sexo vaginal não é precisamente uma realidade.

Os músculos do órgão são elásticos, e estão apropriados para receber um bebê, portanto, tecnicamente também acolhem qualquer tipo de pênis. Importante é que a vulva esteja bastante lubrificada e que a penetração seja realizada de forma vagarosa para dar tempo à musculatura se adaptar aos movimentos.

Nessas condições, o coito não costuma ser doloroso, mesmo que forçado. Evidentemente que quando os genitais se adaptam, se "completam", tornam a penetração mais prazerosa.

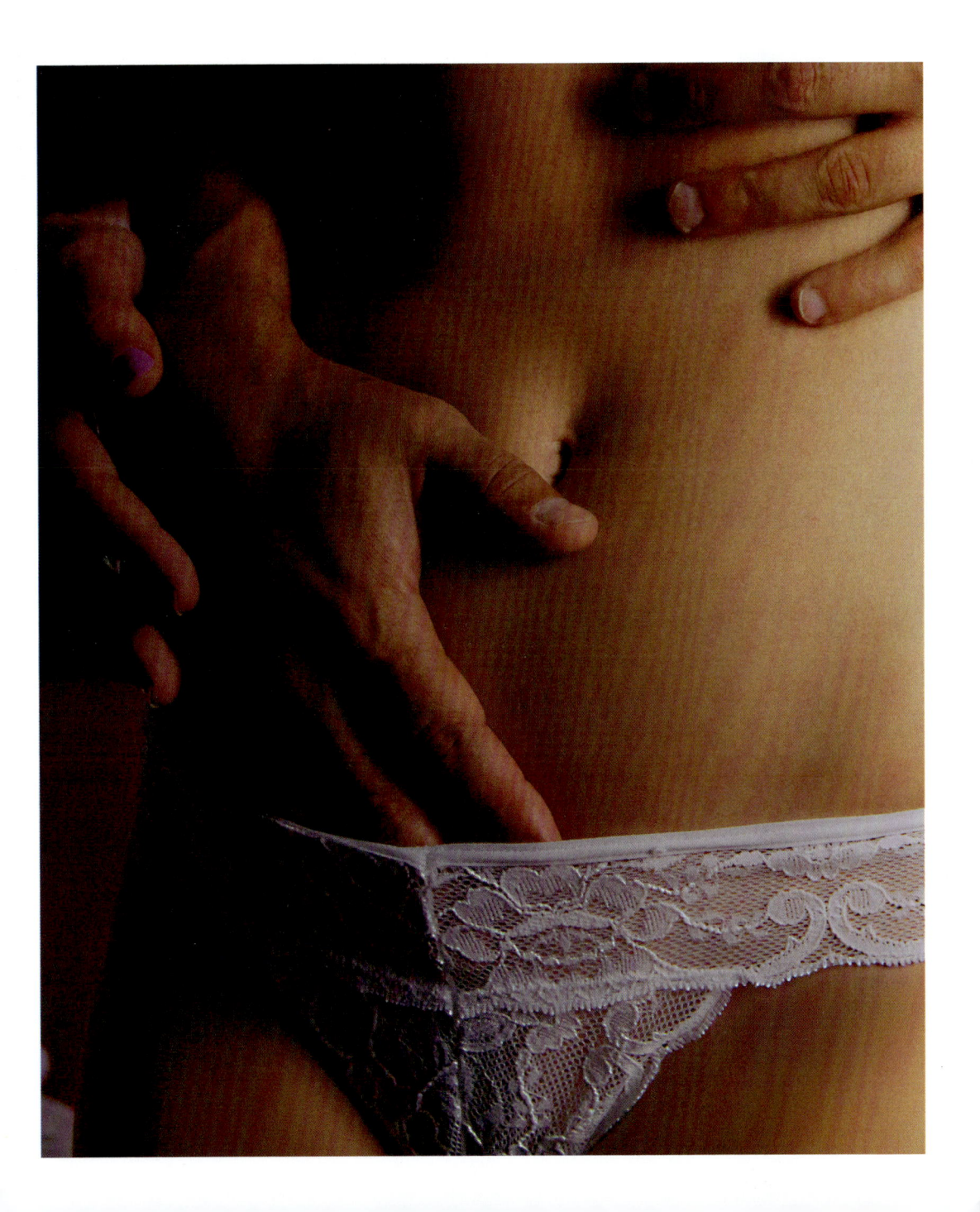

PROLONGUE O PRAZER

Há práticas que prolongam a excitação. A mais simples refere-se à respiração, que pode retardar ou inibir a ejaculação. Com a glande e todo o pênis dentro da vagina, ao se ter a sensação que se está chegando ao clímax, basta que se respire lenta e gradualmente, exalando o ar pelo nariz.

Uma boa técnica também é fazer uma leve pressão com a ponta da língua nos dentes para que a energia erótica localizada no pênis passe para outro ponto do corpo.

Outra técnica interessante para homens é uma utilização objetiva da próstata. Consiste em comprimir a região que se encontra em igual distância entre o ânus e a parte superior do escroto.

Esse movimento inibe drasticamente a ejaculação. A própria pessoa pode realizar essa pressão internamente. Tente fazer isso agora. Percebeu?

A mulher, sim, pode ajudar a represar a ejaculação masculina, uma vez que os sinais emitidos são bem explícitos. O movimento do pênis dentro da vagina ou do ânus, a tensão e mudança de posição das pernas do parceiro.

O que pode ser feito nessas horas é relaxar os músculos, ficar completamente parada para, assim, não estimular o falo. O mesmo serve no ânus. Para que tudo volte ao normal, a parceira deve voltar ao ritmo do coito, evitando apertar o pênis com muita força.

Pode-se, ainda, usar uma série de brinquedos sexuais e acessórios. Preferencialmente, opte por aqueles com lubrificantes, assim como afrodisíacos e outros estimulantes. Mas falaremos destes assuntos específicos no capítulo seguinte.

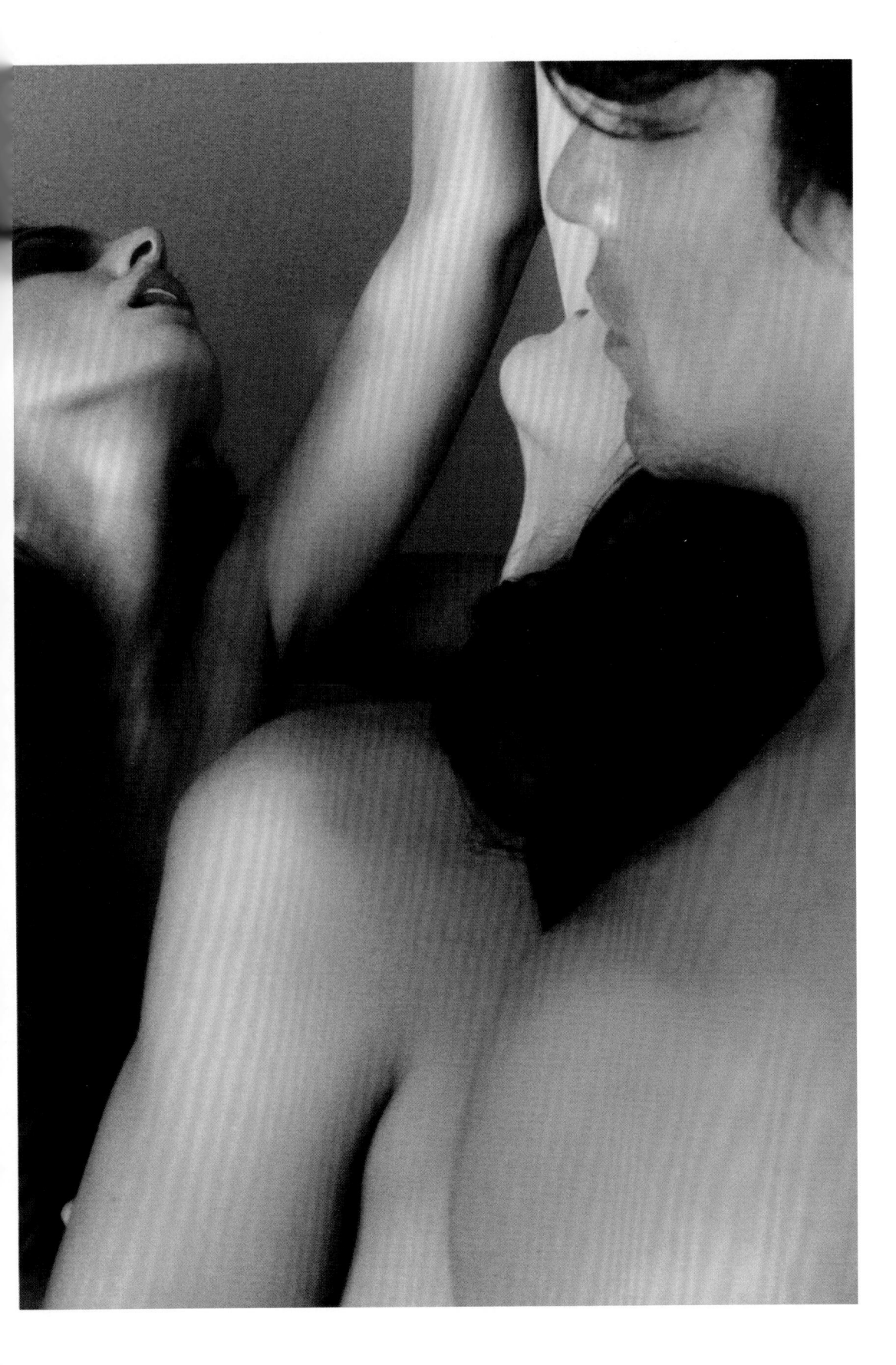

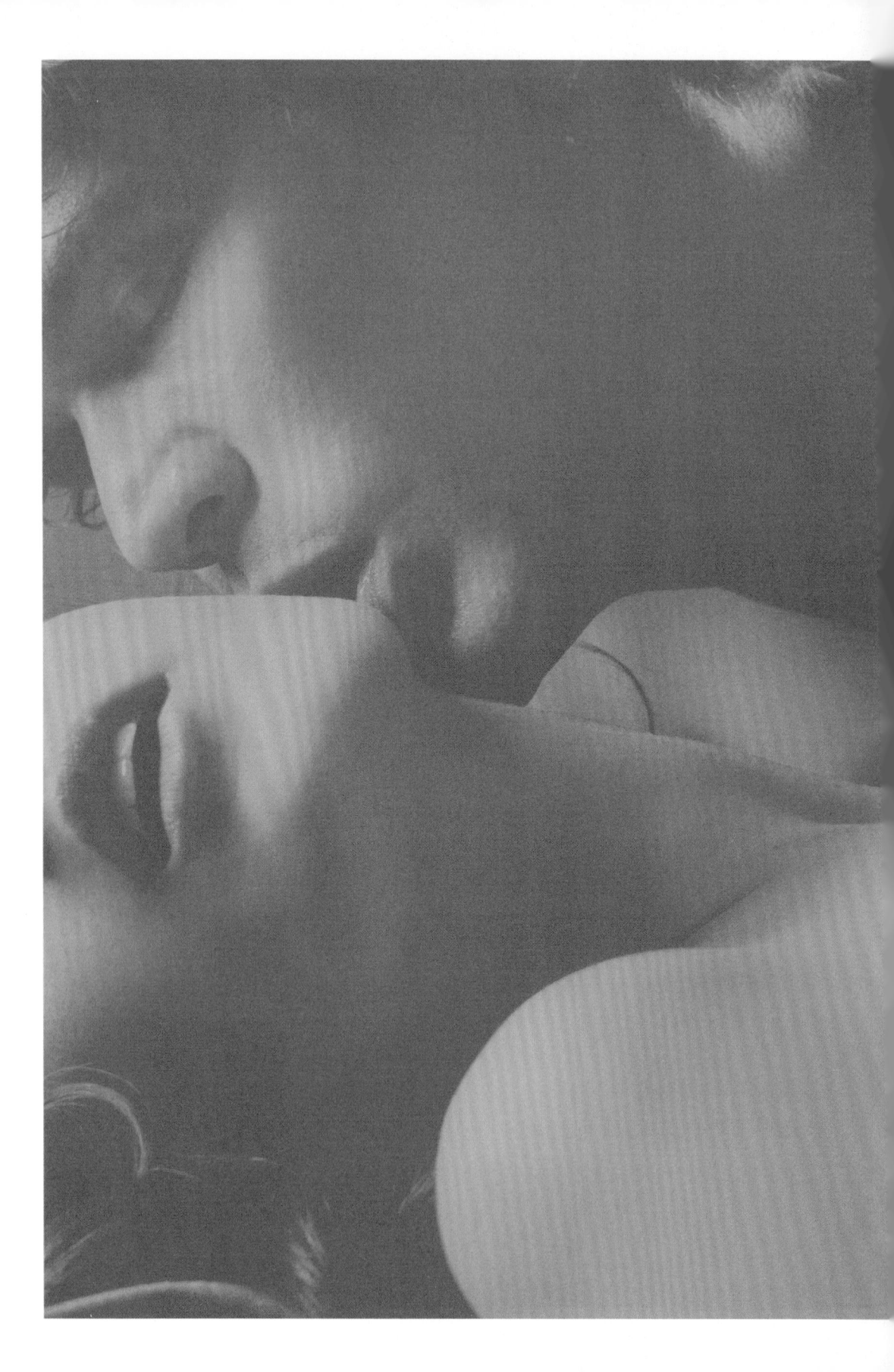

3

O OUTRO

No capítulo anterior você se conheceu em detalhes. Também conheceu os detalhes do outro. A hora agora é de juntar as duas partes a partir das técnicas que conheceu. Vamos ensinar, primeiramente, como conquistar o alvo.

O texto original do Kama Sutra tem diversas considerações sobre as mulheres que os homens querem seduzir, segundo a classe ou peculiaridades da religião. Evidentemente que pouco tem a ver com nossa contemporaneidade, mas não deixa de ser interessante conferir a matemática da dança do acasalamento daquela época, muito cínica e, nesse sentido, bem atual. A título de curiosidade, primeiramente o que o Kama Sutra diz para um homem que deseja uma mulher casada:

1. Uma mulher tem um grande poder sobre o marido, que nutre paixão por ela. Esse senhor é amigo íntimo de um inimigo seu. Se conseguir favores dessa mulher, obtenho chances de neutralizar meu adversário.

2. No mínimo, ela conseguirá convencer seu marido de que não sou inimigo, já que influenciado por meu adversário.

3. Se finjo ser amigo dela, posso levar seu marido à desgraça e, assim, apropriar-me de sua fortuna.

4. Se for o contrário, e eu me arruinar, a relação com ela não me trará nenhum risco, talvez mais que isso: recupere minha fortuna com o mínimo de esforço.

5. Se me negar a transar com ela, mesmo que ela esteja a fim de mim e me conheça perfeitamente, essa mulher pode me trazer má reputação e, consequentemente, diminuir meus meios de subsistência.

Vatsyayana listou essas situações e considerou lícito abordar a mulher do próximo por motivos particulares, agora com uma ponderação impressionantemente atual: o interesse antepõe-se à sedução. Ou seja, só vale seduzi-la se ela me for útil. Essa é a moral vigente no Kama Sutra.

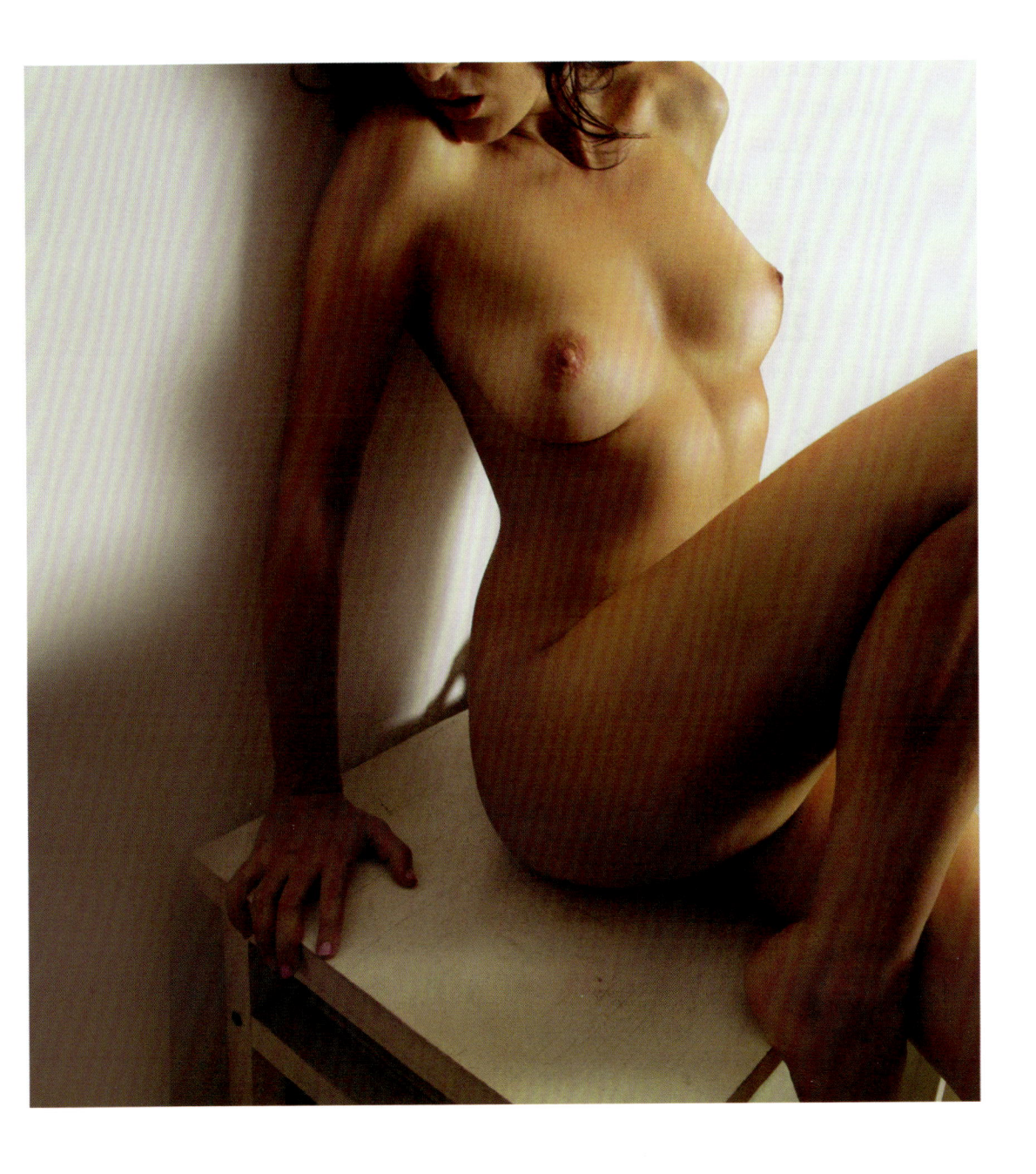

A SEDUÇÃO

Como seduzir? Não é nada fácil pelo afeto que ela nutre pelo marido, por causa de dogmas religiosos, por dependência financeira ou até por medo de encontrar um amante com medidas "insignificantes" ou "enormes" e, quem sabe, uma certa timidez em deparar-se com alguém mais experiente nas artes do amor.

O autor, porém, ensina algumas técnicas. Primeiro, ele precisa identificar qualidades superiores às do marido:

1. Deve ser eloquente e bom na escolha de frases de efeito.

2. Deve ter elegância no vestir e na escolha de acessórios e, se for o caso, usar de magia.

3. Deve conhecer a psicologia feminina pelo fato de ter convivido com as jovens desde a infância.

4. Deve ter um comportamento que inspire confiança em todos os momentos.

5. Deve saber escolher e ter habilidade para comprar e entregar presentes.

6. Deve ser um especialista nas artes eróticas, garantindo o orgasmo da mulher.

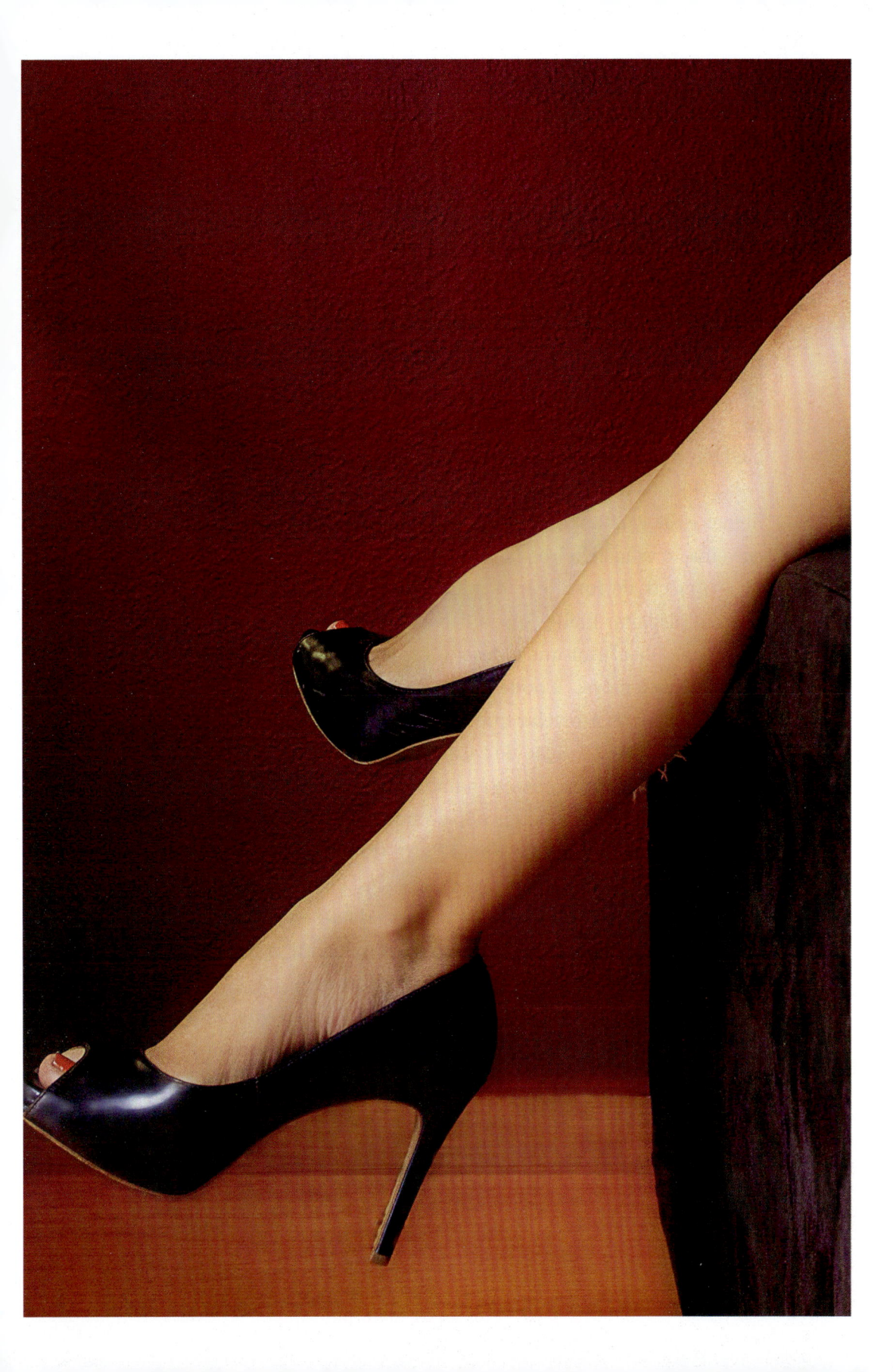

OS AGENTES DO PRAZER

Para Vatsyayana, as mulheres mais fáceis de seduzir são as que gostam de "fazer amor". Elas se sentem abandonadas e mal tratadas pelos maridos, principalmente porque não as procuram. Adoram sair de casa para se exibir para a sociedade, amam o prazer e se consideram hábeis nas artes eróticas.

O Kama Sutra também indica as sedentas por dinheiro, as indignas e imorais, as insensíveis, as insaciáveis, as desleais, as feias, as velhas e as malcheirosas.

Apesar de justificar o adultério, Vatsyayana reforça que é preciso respeitar limites que a decência e a moral impõem a essas "caçadas". Ele afirma que o desejo "faz temer os problemas sobre a saúde física e moral" e pode fazer "perder as estribeiras".

A intenção é revelar que existem, sim, "profissionais" e "especialistas" na destruição de casais. O livro serve, assim, para consumo interno — entre casais enamorados — e externo — para evitar intrusos, que podem agir não só por amor ou tesão. Apesar de antigo, o texto original do Kama Sutra traz informações valiosas para os amantes modernos.

Ele ressalta, ainda, que os homens de 40 anos correm mais riscos, inclusive de contrair doenças sexualmente transmissíveis, quando são seduzidos por mulheres mais jovens.

Adiante, o autor enumera as possibilidades que uma cortesã tem de sacar o dinheiro do amante antes de dispensá-lo por completo. A primeira coisa a ser feita é ela se sentir segura quanto os sentimentos dele. Se ela o fisgou verdadeiramente. Ela precisará ficar atenta a qualquer sinal de que a paixão dele esteja sendo minada.

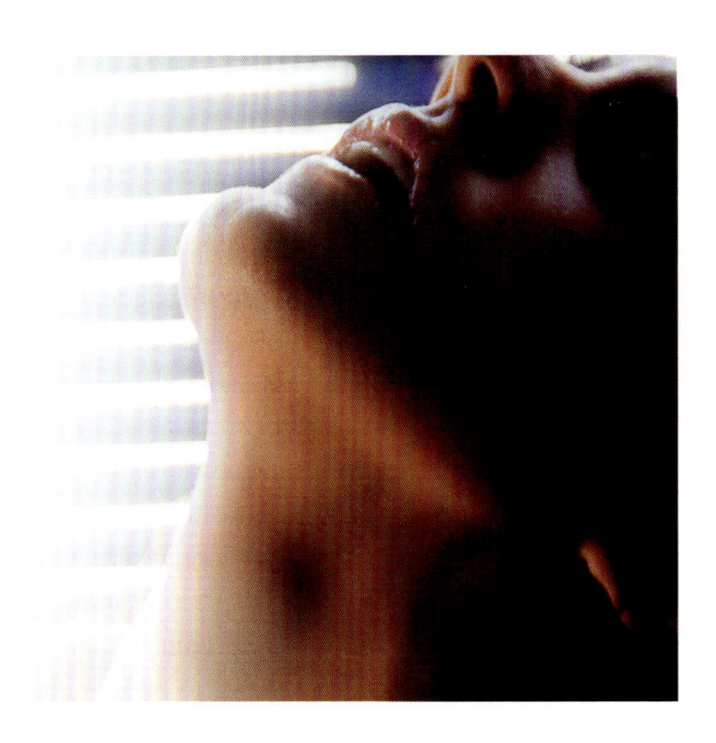

O autor enumera uma série de técnicas para a cortesã usurpar o amante. Pode pedir uma quantia para fazer compras e fazê-las por um preço bem inferior, superfaturando o pedido.

Também fingir que lhe roubaram as joias, visitando-o imediatamente para persuadi-lo a comprar-lhe novas peças. Pode ir até além, afirmando que todos os pertences da casa foram roubados. Ainda contrair dívidas em nome do amante etc.

Se, e somente se, o amante se der conta das artimanhas, a cortesã precisa ser sagaz, reunir todos os bens e deixar sob a guarda de um cúmplice, que se deve passar por um credor, o que seria mentira. Se ela adquirir bens suficientes para se manter, pode deixá-lo sem culpa, apesar de arruiná-lo emocional e financeiramente.

Há outro personagem para facilitar o meio de campo da contradança de apaixonados: o amigo, a casamenteira ou o mediador. Essa figura precisa estar bem atenta aos sinais físicos e emocionais da dupla, expressões e palavras escolhidas. Além disso, destreza, audácia, lealdade, mundanidade para saber a hora de avançar e recuar na corte e aproveitar todas as oportunidades.

Vatsyayana acredita, porém, que o homem tem de se fazer notar sozinho. Num evento social, por exemplo, ele deve se fazer notar por expressões bem articuladas e eloquência, mostrando o quanto é magnânimo e hedonista.

Duplo sentido é garantia de êxito, ou seja, elogiar uma terceira pessoa quando, na verdade, está apontando para a mulher cobiçada. Daí parte para ações mais complexas, como simular que está interessado em outras pessoas para ela, assim, se sentir atraída por ele.

O homem deve cruzar com seu alvo o máximo de vezes possível, em outros eventos ou no mesmo. Assim, passará confiança, especialmente se ela for muito jovem. Quanto menos idade, mais prudência.

Quando ela começar a se dirigir a ele e demonstrar sua perturbação é jogo quase ganho. Se ela cria condições para um encontro a sós está dizendo que quer ser seduzida.

As oportunidades são muitas, e a beleza física é apenas uma delas. Há muitos fatores de aproximação, como vislumbrar comodidade material, aquisição de repertório intelectual, alegria de viver, senso de humor condizente etc.

Para seduzir alguém, o importante é estudar muito bem quem precisa ser conquistado, quais virtudes destacar e quais pormenores de personalidade omitir.

Discrição e sutileza são atitudes quase obrigatórias, assim como a troca de olhares, perceber se o outro está interessado, lendo desejo em seus olhos. Também se deve ficar muito atento à linguagem corporal.

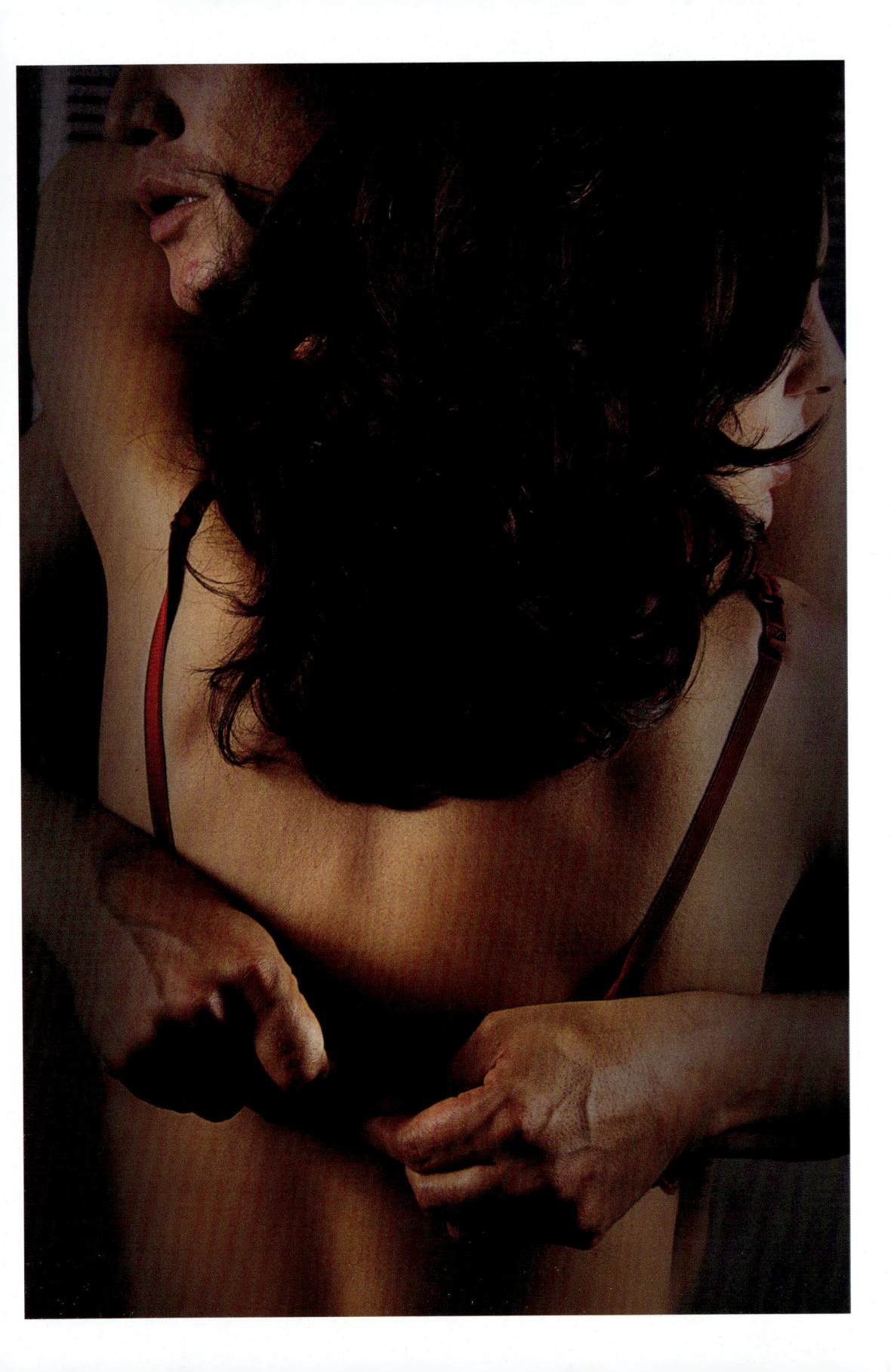

AS CARÍCIAS

Depois de olhares confirmarem o interesse, hora do tato entrar em ação. Um dos sentidos mais interessantes, já que contempla a pele, o maior órgão do corpo humano.

A pele de um adulto tem quase um milhão e meio de receptores sensitivos. Toda a superfície do corpo contém receptores táteis e térmicos que reagem conforme os estímulos, dependendo da zona em questão. E a pele das mãos dialoga com a pele alheia por causa de captadores ultrassensíveis em suas terminações.

Há quem prefira começar tocando os lábios, outros preferem a nuca, um terceiro grupo os cabelos do companheiro ou da companheira. A verdade é que o toque exige uma coreografia, que muda de ritmo de acordo com o estado de espírito e a resposta do parceiro de contradança.

Tocar alguém desconhecido com as pontas dos dedos e esperar pelos estímulo, contorções, espasmos, risos e suspiros é um bom exercício de conhecimento de terreno. É uma maneira eficaz de descobrir as zonas erógenas do indivíduo que, fato, nunca são as mesmas. Depende mais do outro do que de si.

As carícias não deixam de ser um preparativo para os corpos se disporem para a relação sexual propriamente dita, já que estimulam a produção de hormônios básicos para a excitação.

De uma maneira geral, pontos certos para o ataque dos dedos e mãos, até pés ou línguas: lábios, lóbulos das orelhas, auréolas e mamilos, triângulo pubiano, áreas internas do antebraço e coxas, plantas e dedos dos pés, esses mais demoradamente. Vale até axilas e umbigos.

Tente subir os pés lentamente na parte interna das pernas do companheiro(a), do calcanhar à virilha. Depois deslize suavemente um joelho entre as nádegas. As mulheres podem jogar os seios nas costas do companheiro, roçando os mamilos sobre sua pele. O homem pode usar dedos para acariciar os mamilos, em espiral, de fora para dentro.

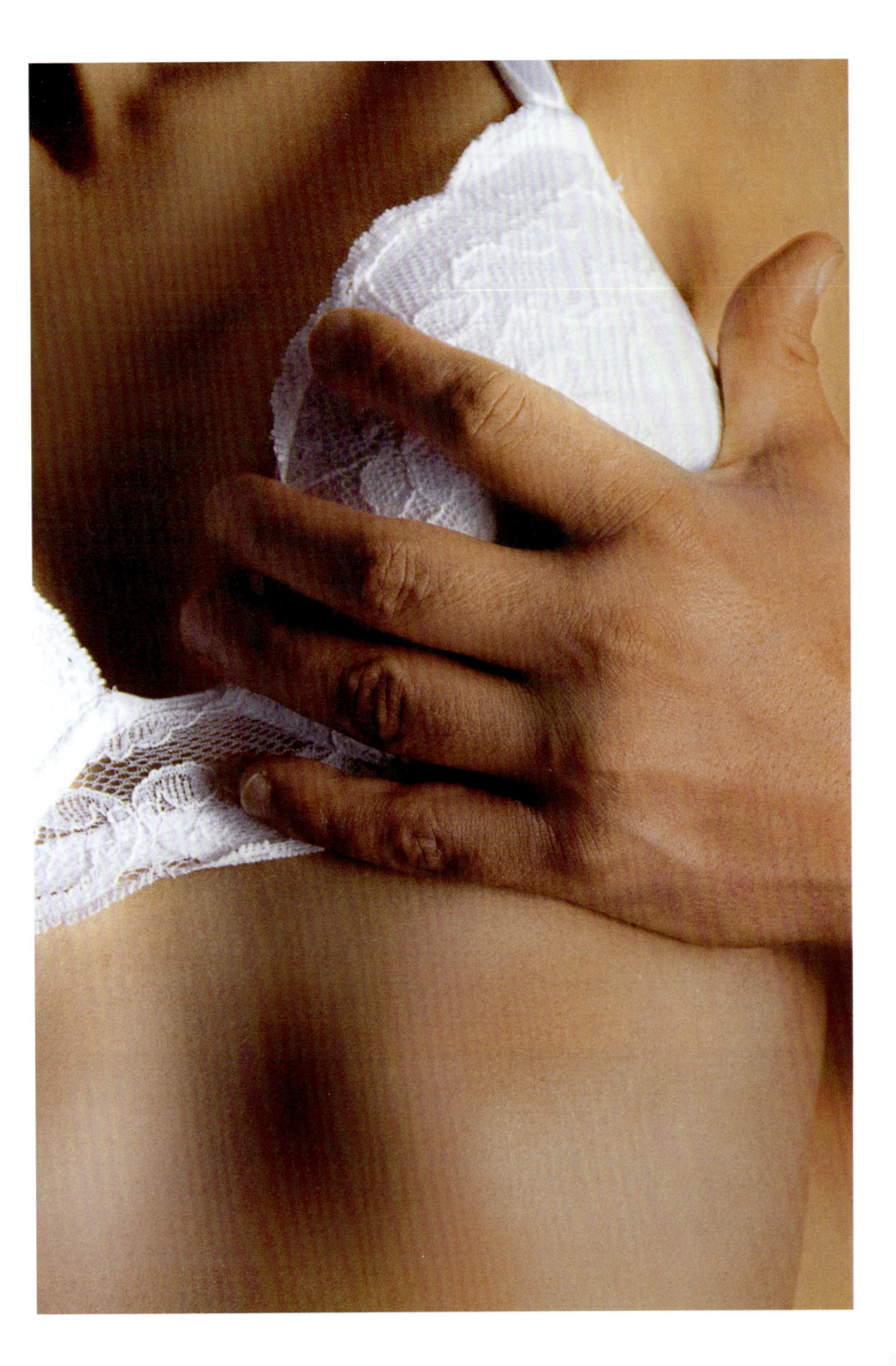

A MASSAGEM

Não basta tocar. Melhor ainda é apertar, amassar, esfregar através de massagens estimulantes. Há formas de execução, a gosto do freguês e, para isso, é preciso ficar atento às reações de quem as recebe.

De maneira geral, o que se sugere é começar devagar; depois ir aumentando o ritmo e utilizando-se de mais recursos. Dentre os recursos, além dos físicos, pode-se recorrer a luz tênue e um aroma que flutue no ar para dar mais atmosfera.

Agora, a ação. Massageie ombros e nuca, a princípio, pois distende as típicas cargas cervicais que se acumulam pelo estresse. Dá alívio e pode excitar.

Desça pelos lados do corpo até a cintura. Retorne de forma ascendente pelas costas, precisamente use os polegares pelas laterais da coluna vertebral. Ali ficam terminações nervosas que massageadas produzem muito conforto.

Chegue, então, aos glúteos do companheiro(a), que está de bruços. Use os dedos para pressionar, como se uma ave quisesse se prender aos músculos. Desça até o canal que separa as nádegas. Encontre as coxas e mexa bem as laterais internas.

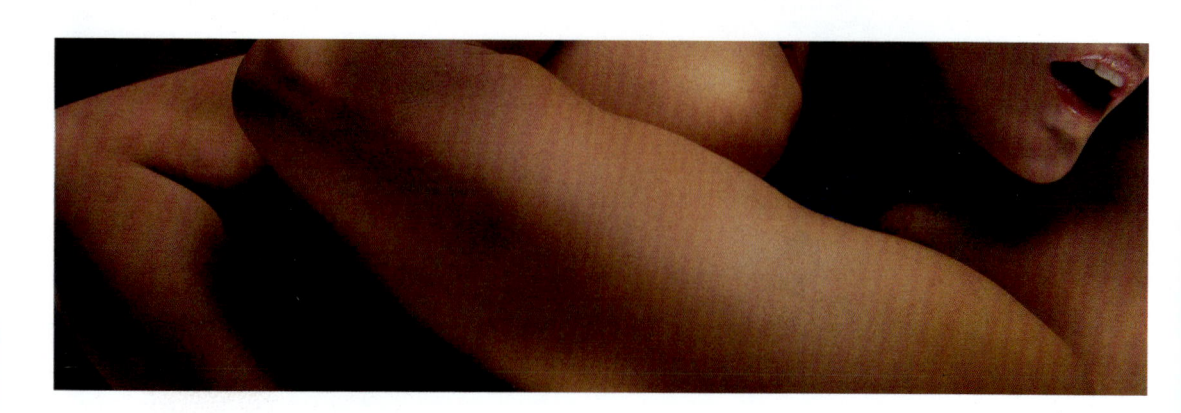

Chega-se, então, às panturrilhas. Tão importantes quanto os ombros porque também concentram a tensão do estresse diário. E, para arrematar, os pés. Demore bastante. Comece pela planta, avance centímetro a centímetro com os polegares. Faça uma pausa, chegue ao arco e siga até os dedos, um a um, demoradamente. Use a língua. Como acessórios, há uma centena de óleos e cremes deliciosos. Depois do banho a dois, a massagem é ideal.

Tanto o homem quanto a mulher gostam de ser massageados na genitália. Se a vagina não estiver devidamente umedecida, vale pingar algumas gotas de óleo nas mãos para proporcionar um contato mais delicado na região.

Os dedos podem, na sequência, explorar a vulva — e a mulher pode ajudar o companheiro guiando-o — e os pelos pubianos. É quando se dá mais espaço para que surjam os lábios do sexo, que começa a produzir fluidos.

Os dedos devem desenhar círculos sobre os grandes e pequenos lábios, deslizando em torno da região anal. Hora de chegar ao clitóris. Toque-o com variados e ritmados toques, lembrando que ele é muito sensível e ainda não é hora do orgasmo. Você verá, porém, um inchaço da região por conta do maior fluxo de sangue.

Quanto ao homem, pode-se usar um lubrificante no pênis; a saliva é um bom recurso. Massageie-o com delicadeza. De baixo para cima e em toda sua extensão. Alterne a pressão com carícias mais suaves e lentas.

Rapidamente ele ficará erguido diante de você. Controle a ereção para que não fique excessiva nem insuficiente e, evidentemente, para que ele não ejacule. Ainda é cedo para isso.

Pode-se estender com as carícias até a região anal, embora muitos homens não permitam, por ser ainda um tabu cultural e social. Mas tente. Os testículos não podem receber muita pressão. Toque-os como se escolhesse uvas numa feira. Use também os dedos no períneo — entre o ânus e os testículos.

O homem pode, sim, controlar a ejaculação. Inspirando ar profundamente, desviando a energia do prazer até o coração, segurando a respiração por alguns segundos. Assim, o corpo se prepara para a hora certa: a do orgasmo.

AS FANTASIAS

Como se diz por aí: vale tudo entre quatro paredes? Se for consentido, vale? E tem de ser entre quatro paredes? Não pode ser na rua, diante dos outros ou escondido, mesmo em ambiente público? As fantasias têm limites e regras?

Todo mundo já pensou em mudar a rotina sexual, mas poucos falam abertamente sobre fantasias, até mesmo para parceiros regulares. Verbalizadas, insinuadas, sugestionadas podem, sim, acelerar o desejo e permitir voos mais altos. Lembremos a massagem erótica. E se o companheiro estiver vestido como um guarda-vidas? E se ela propor paramentar-se de enfermeira?

Há tantos os que fantasiam dentro do trabalho. Pensam em um colega ou um chefe na hora de uma reunião, excitam-se e pode até acontecer de procurarem um lugar reservado e discreto para se masturbar.

Deixar o companheiro participar ou não das fantasias é uma decisão individual e, depois, compartilhada. Cabe ao casal considerar ou não sua realização. Apesar de que viver fantasiando pode ser altamente satisfatório, é preciso dizer.

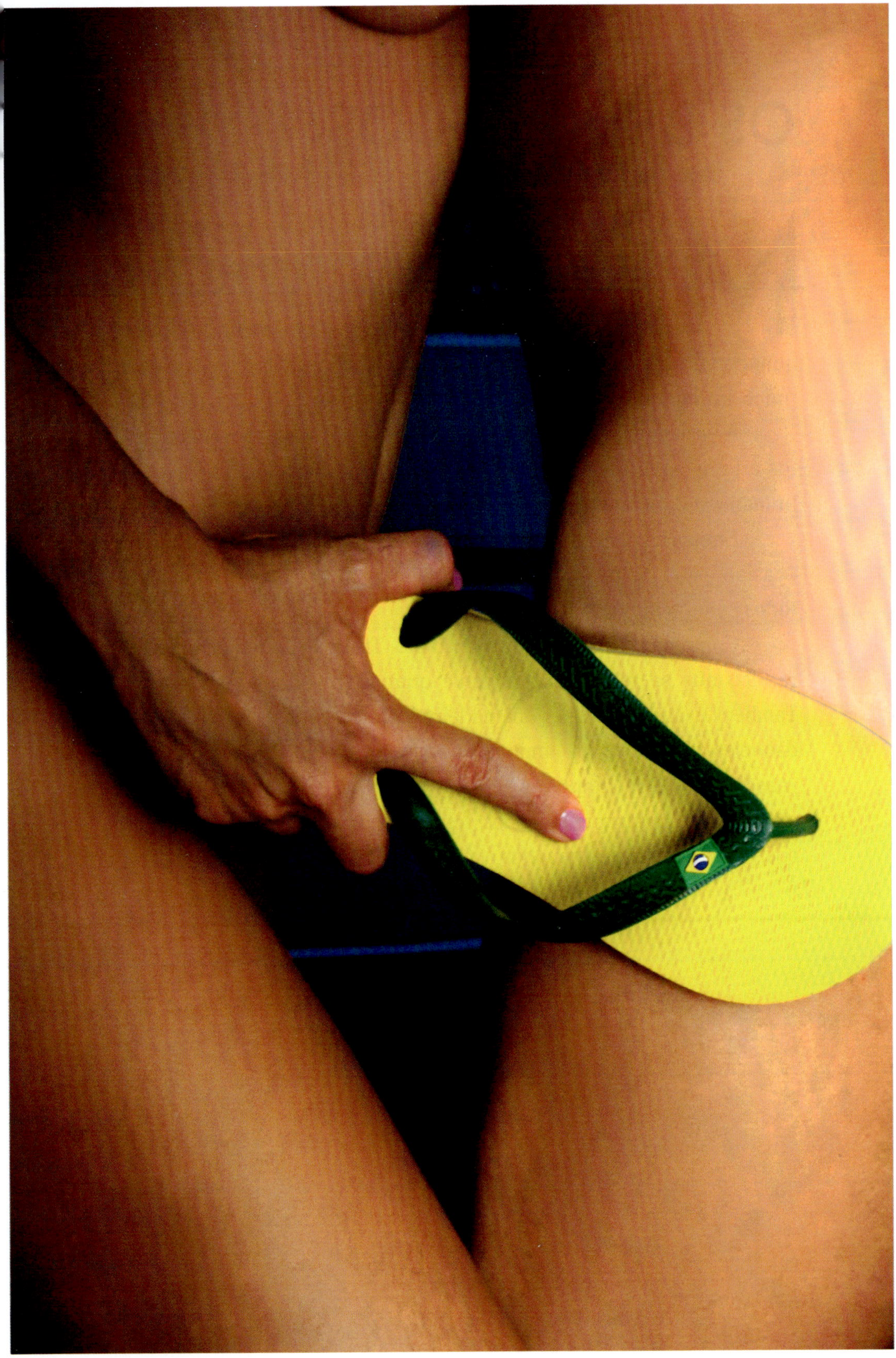

OS BRINQUEDOS

Muitas fantasias estão associadas a brinquedos eróticos. São complementos que podem ajudar, sim, o relacionamento, quando, por exemplo, ele complementa fisicamente a relação. É preciso ficar atento, porém, quando ele vira substituto do parceiro, tornando-se indispensável e único estimulante erótico.

A variedade é enorme. Vai desde meias de seda com saltos altos à bonecas infláveis revestidas com um material similar à pele humana, o Cyberskin. Como se diz, as bonecas só faltam falar.

Em alguns casos, basta um dos parceiros se vestir para uma ocasião especial; noutros é preciso montar toda uma cena em que todos se fantasiem.

Como os infantilistas, por exemplo. Trata-se de um grupo parafílico que se realiza sexualmente quando vestidos como bebês. Também usam chupetas e mamadeiras, e até praticam sexo dentro daqueles quadrados que limitam o espaço de movimento dos recém-nascidos, os cercadinhos.

Vale lembrar que fantasias, fetiches e uso de brinquedos eróticos são atualmente respeitados e até estimulados em nossa sociedade.

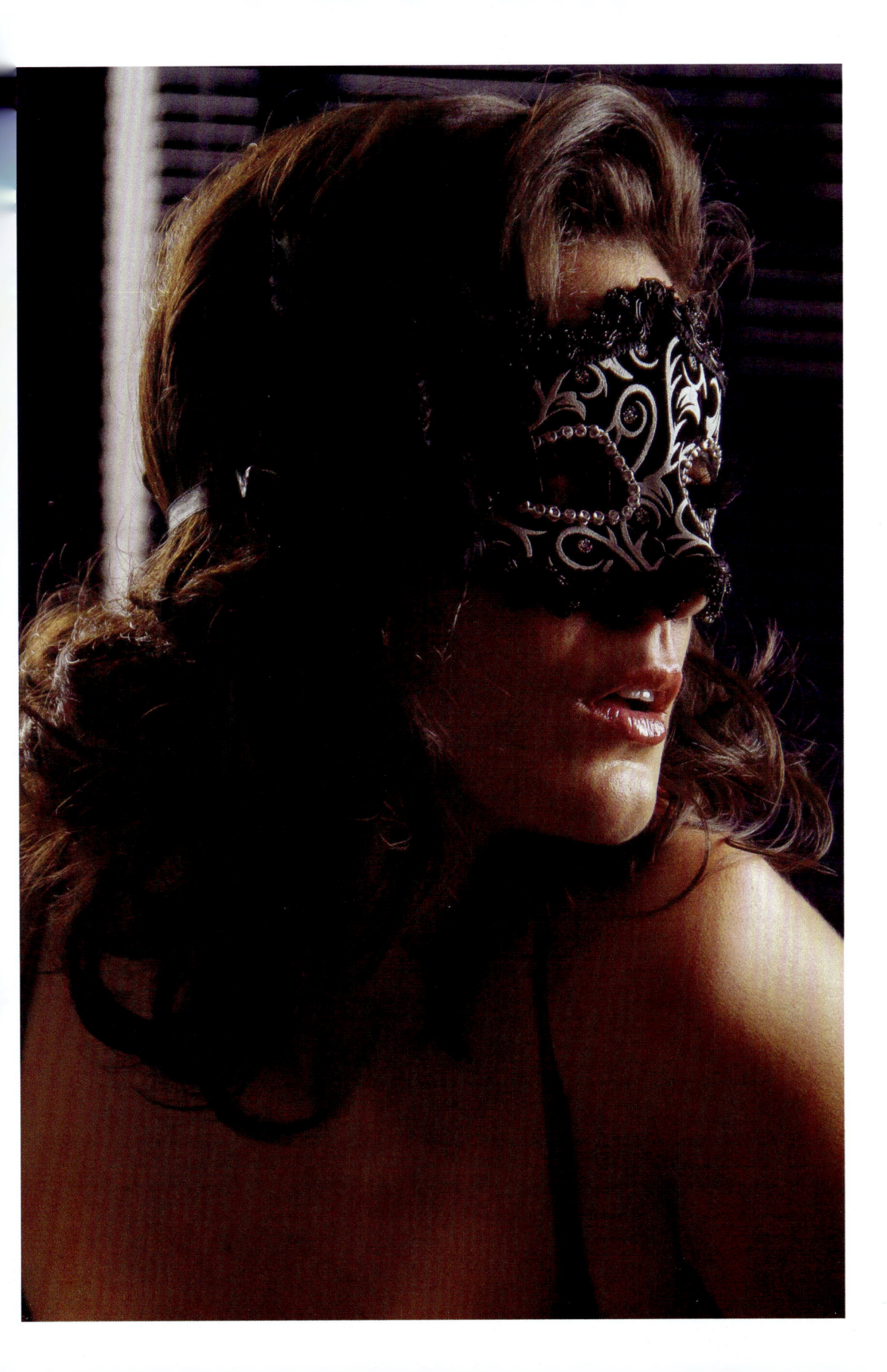

OS TIPOS DE BEIJO

Costuma-se dizer que a língua é um dos órgãos mais sexuais do corpo humano. Concentra pupilas gustativas sofisticadas e tem movimentos versáteis: para cima e para baixo, para frente e para trás e ainda rotacional. Saber usá-la corretamente é um bom começo para dar prazer ao seu parceiro sexual.

Comecemos pelos beijos. Vatsyayana julga que não se pode arranhar, rasgar com as unhas, morder quando bem entender e até beijar em qualquer momento. Há o momento certo para tudo e ele aconselha a ser moderado com beijos e outras preliminares no primeiro encontro. Depois, não. Ele diz que as cinco práticas (beijar, arranhar, morder, bater e rasgar) podem ser úteis, se consensuais.

Ele também descreve três classes de beijos próprios das mulheres jovens: Beijo Inaugural, Tremente e Minucioso. O primeiro consiste em colocar a boca suavemente sobre a do amante. O segundo tipo é quando a jovem perde parte da contenção e provoca palpitação do seu lábio inferior para penetrar mais intensamente na boca do outro. Por fim, quando ela fecha os olhos, roça com a ponta da língua os lábios do parceiro.

Há também o Beijo Profundo, quando o homem colhe o lábio inferior da mulher nos seus dedos e põe, com força, mas sem tocar nos dentes, sua boca no espaço vazio entre os lábios.

O Beijo do Lábio Superior acontece quando a mulher beija o lábio inferior do homem. O típico Beijo Envolvido acontece quando um dos dois rodeia com o círculo formado pelos seus lábios os lábios do outro. Ainda há o Beijo Caixa, aquele no qual um dos membros do casal agarra com os dentes e chupa os lábios do outro. Um dado curioso é que o autor do Kama Sutra orienta que uma mulher NÃO DEVE praticar esse beijo com um homem que usa bigode.

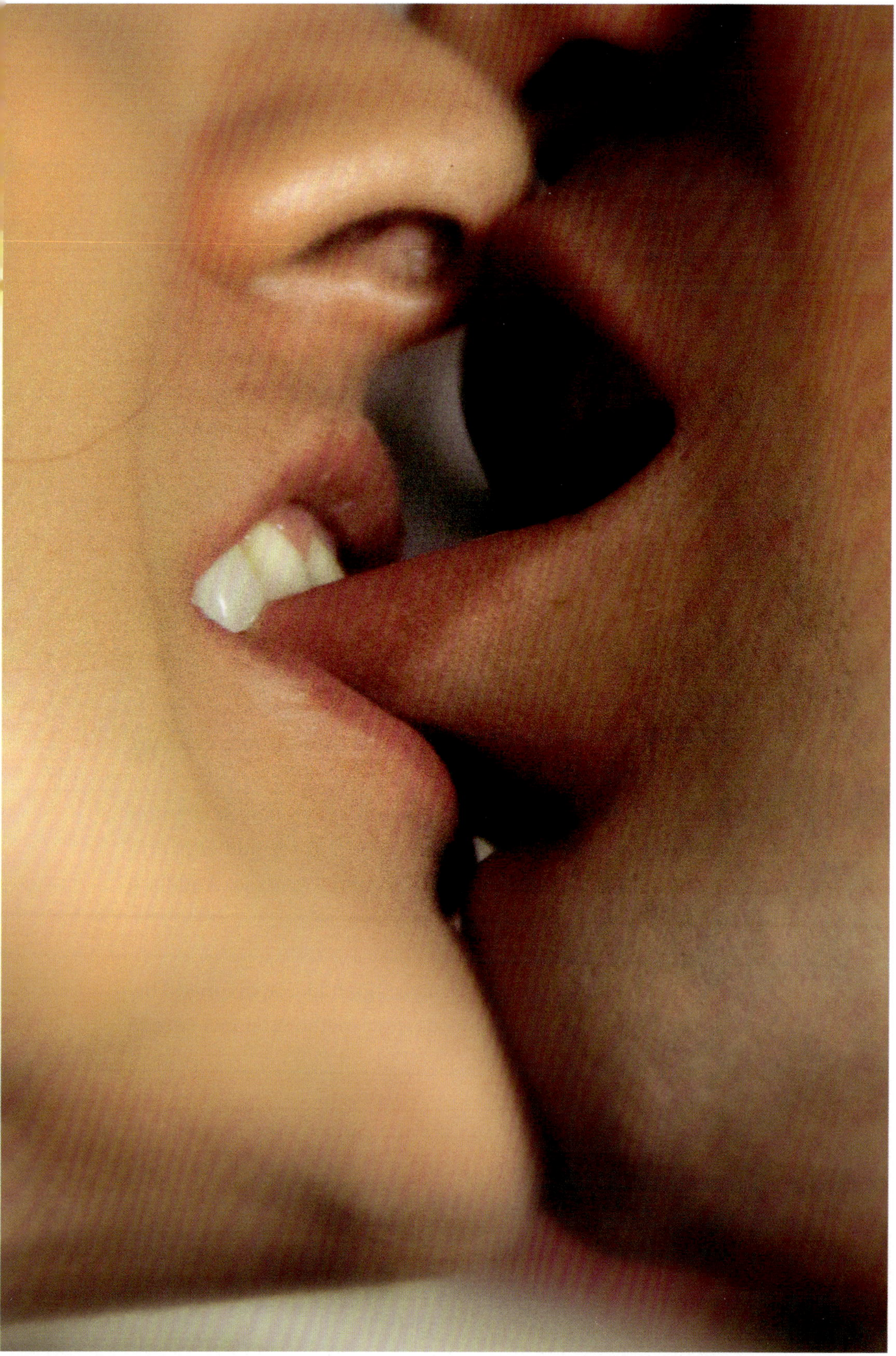

SIGNIFICADO DOS BEIJOS

O vitorioso numa troca de beijos é aquele que, de surpresa, conseguir se apoderar dos lábios alheios. Se a mulher perde, deve insinuar um choro, um suspiro, um movimento que morde, ameaça e repele o amante. Depois vai à desforra. Deve-se também usar as práticas secundárias, como golpes feitos pelas unhas, palmadas sonoras e mordidelas. Para Vatsyayana beijos têm significados precisos.

1. "Beijo que aviva o amor" é o que se oferece quando alguém dorme, como se fosse uma ênfase de que há amor ali. De preferência, despertar o outro com um beijo suave.

2. "Beijo que distrai" é aquele que se dá quando o parceiro está distraído com outro assunto ou sinaliza algum aborrecimento.

3. "Beijo que desperta" pode ser descrito com o seguinte exemplo: o homem volta tarde para casa, encontra a mulher já dormindo e lhe dá um beijo para demonstrar sua vontade. A ideia é, inclusive, fingir que dorme para testar o amante.

4. "Beijo com intenção" acontece quando o apaixonado deposita um beijo num reflexo do amado, no espelho ou numa parede. É uma declaração de sentimento.

5. "Beijo transferido" se dá a um filho ou a um retrato do amante, na presença dele, como se o amor fosse maior que um corpo.

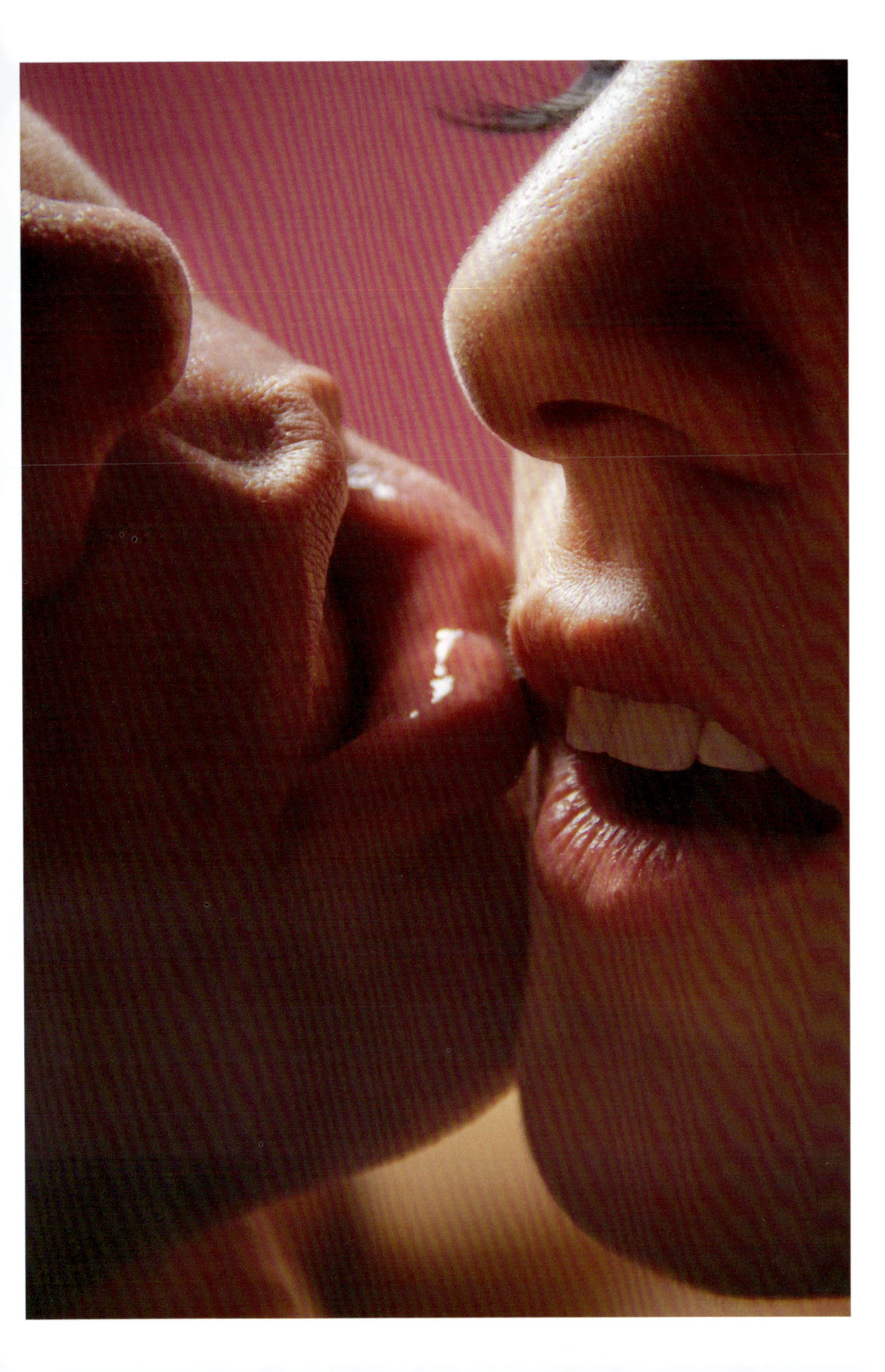

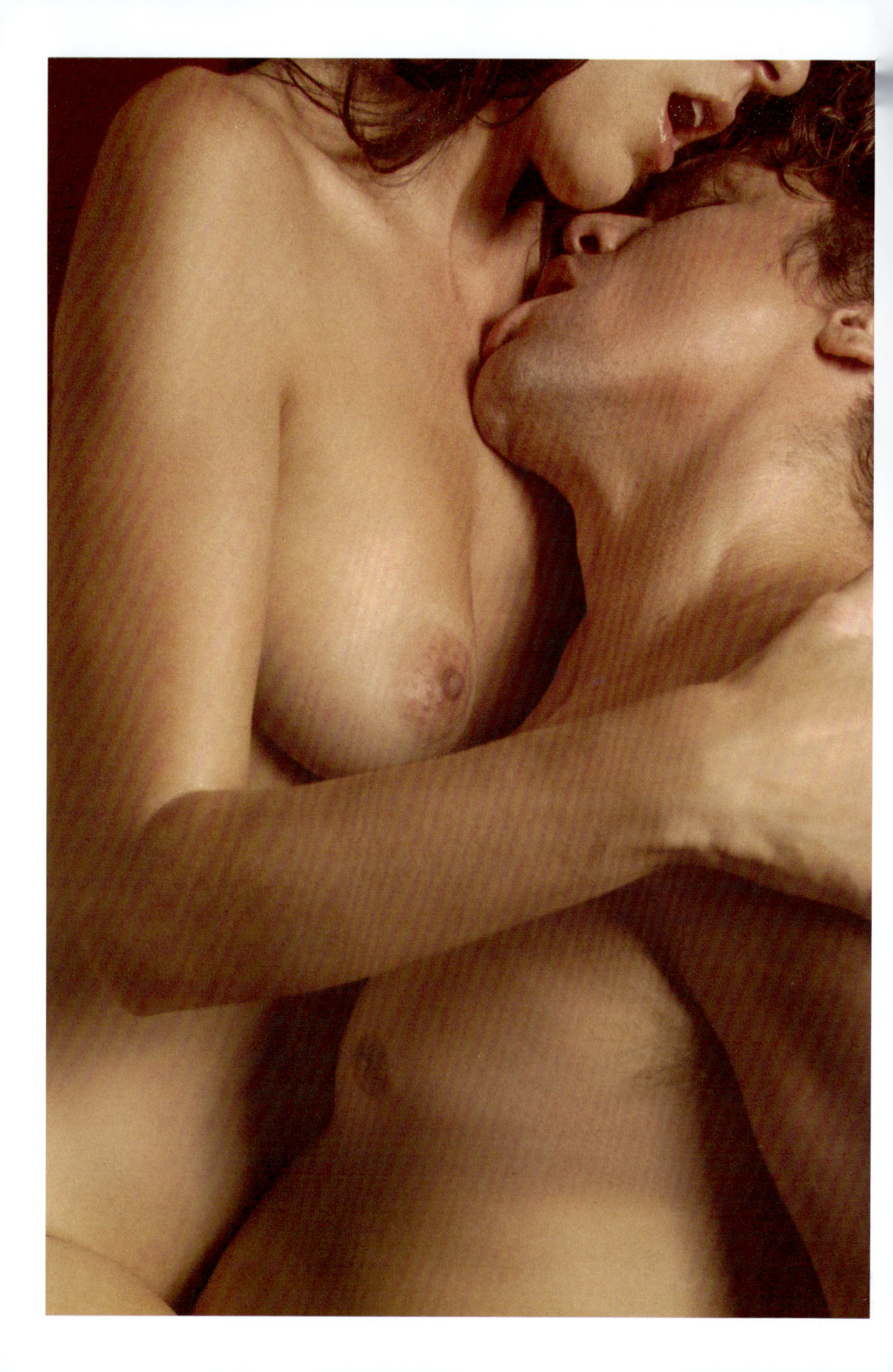

6. "Beijo da petição" se dá em ambiente público e resume-se a um dos dedos da mão ou do pé do outro (se sentado).

Os locais ideais para se beijar, além dos lábios, são a testa, a maçã do rosto, a garganta, os peitos dos homens, os seios das mulheres, os mamilos de ambos, o canto do olho, os orelhas, as mãos, os pés, as axilas, as nádegas, a vagina e o pênis.

O PRAZER ORAL

Agora sua língua vai trabalhar no pênis do seu amante. Há até uma anedota que diz que a única maneira de manter um homem do seu lado é realizando um bom sexo oral. A excitação é certeira por causa da diferença entre a temperatura ambiente, a do pênis, a da língua e a da cavidade bucal. É uma febre úmida e latente.

Como se posicionar e proporcionar o melhor prazer ao parceiro? Não há uma técnica precisa. Depende de muitas circunstâncias, mas de um modo geral não leve o pênis à boca se ele estiver com ereção ascendente e sua mandíbula o puxar para baixo. Como se conduzida por ele, tente se movimentar a favor da gravidade.

O rapaz pode estar de pé, sentado, de cócoras, ajoelhado e sob um ângulo de 45° de sua boca. Alguns homens costumam indicar qual a melhor posição por causa de um fetiche específico. O maior deleite é, sem dúvida, a ação. O parceiro precisa identificar que a mulher também está sentindo prazer no ato; portanto, nada de realizá-lo com expressão de asco ou muito rapidamente. A prática exige uma atenção específica. Vamos detalhar como se faz agora.

Comece lambendo o tronco do pênis inteiramente. Umedeça-o. Olhe para o rosto do parceiro, afinal o cliente sempre tem razão. Pode começar também por baixo. Beije os testículos partindo do escroto e lamba a bolsa em sentido ascendente, na direção da base do pênis. Aproveite, evidentemente, a zona do períneo com a língua. São essas preliminares que vão acelerar a excitação do seu amante.

A parte mais sensível do pênis é a glande. Dedique-se bem à ela. Quando os lábios roçam sua pele rosada, o homem começa a vibrar. Pequenas batidas com a ponta da língua, ligeira pressão com os dentes. Alterne tudo isso com grandes lambidas que provocam estremecimento pela própria textura da língua. Precisando, use a saliva para umedecer a região.

Os lábios, que envolvem a glande e continuam engolindo lentamente o tronco do pênis, precisam simular uma penetração, com movimentos e velocidade ascendentes. Pressione os lábios na glande vez ou outra, serpenteie sua língua na região e entre e saia do pênis com sua boca.

As mãos podem massagear o pênis quando as performances respiratórias precisarem ser modificadas. Também é recomendável massagear o escroto.

Importantíssimo destacar que uma boa felação não significa ter o pênis inteiro na boca. Deixe-o respirar, assim como você. É um erro bastante comum. O mais interessante é que a glande chegue às portas da epiglote (aquele musculinho que parece um sino, antes de chegar à garganta). Há quem goste de se engasgar, mas, neste caso, é um fetiche chamado *gagging*, que não será tratado neste livro. A ideia é tentar praticar o sexo oral sem prejudicar a respiração.

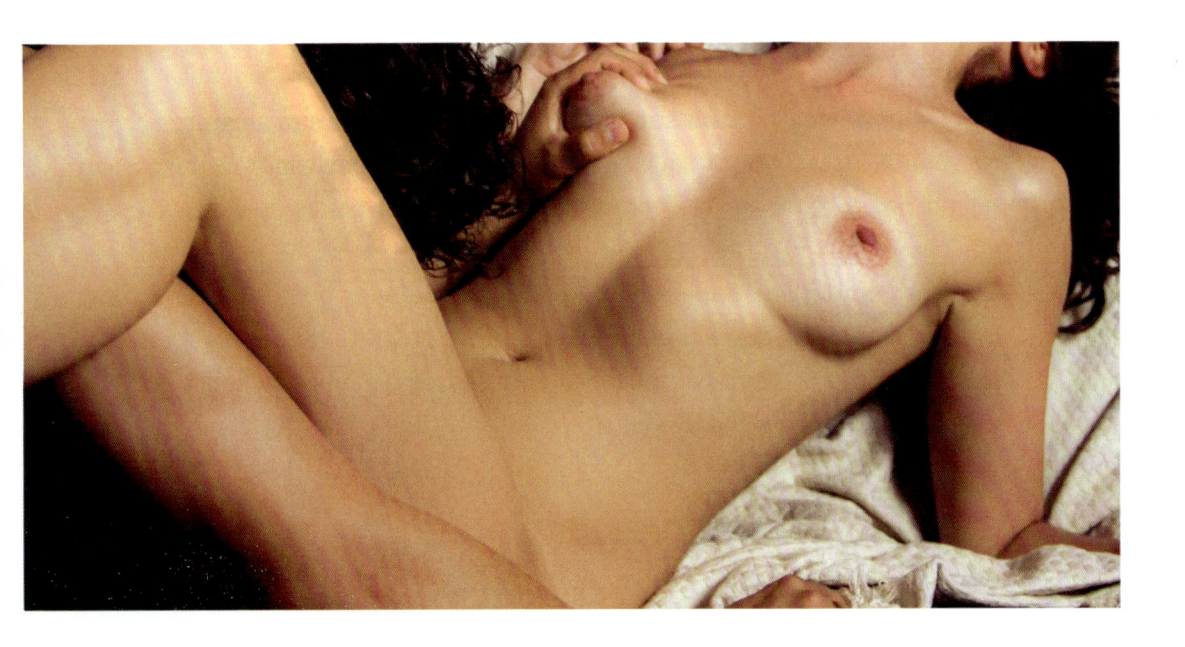

Concentre-se na glande. Rodeie toda a coroa com a língua, sem pausa e de forma circular, engula o pênis até sua pausa. Depois, volte ao ponto inicial. Tente introduzir a língua na uretra, zona muito esquecida, mas que dá muito prazer ao parceiro. Abra-a com a ponta de sua língua e faça movimentos rápidos e intensos. Mas cuidado porque pode estimular a ejaculação.

Há algumas técnicas orientais e africanas, mas completamente integradas à cultura brasileira, que propõem a introdução da bolsa escrotal, junto com um testículo na boca. Não é uma ação que possa ser prolongada por muito tempo, e é conveniente trocar de testículo. É deveras importante controlar a pressão da sucção para não ultrapassar a fronteira entre prazer e dor.

Objetive sua felação. Se for apenas para excitar o parceiro para a posterior penetração, os movimentos precisam ser continuados, mas com velocidade regular e mais lenta. Se a ideia for provocar a ejaculação, pense que você está guiando um carro de Fórmula 1 e observe os movimentos do corpo do pênis: se se contrai, se pulsa em sua boca. Essa será a medida.

Se ele pode ejacular na sua boca é uma das grandes questões do momento. Você verá mais detalhes no capítulo 6, mas, de antemão, é um assunto que pode ser discutido antes porque depende de algumas hipóteses e necessidades. Há quem prefira virar o rosto; há quem se contente em sentir o jato quente nos lábios, nos seios ou sobre o corpo; há quem absorva o sêmen e não o ingira; há quem o saboreie inteiramente. Há, evidentemente, quem sinta nojo. Por isso, depende muito da negociação do casal. Pode-se, por exemplo, recolher o sêmen com as mãos, jogá-lo sobre um pano ou deixá-lo se esparramar pelo chão.

Agora você vai usar sua língua para dar prazer à sua amante. Na vagina. Eu lhe garanto que se você fizer direitinho e demorar um tempo razoável por lá, ela pode começar a pensar em se apegar à sua pessoa.

O *cunnilingus* pode ser praticado em qualquer posição, embora a mais comum é aquela onde a mulher se deita de costas. A missão do rapaz é colocar a cabeça entre as pernas abertas dela e começar a lamber o baixo-ventre e o interior das coxas, descendo aos poucos até chegar à vulva que, assim, lançará seus aromas características, mistura entre suor e ácidas secreções vaginais.

Descubra a vulva com os dedos, bem delicadamente. Em seguida, acaricie com a boca e a língua — ainda mais suavemente — os pequenos e grandes lábios. Aspire o sexo, dê pequenas mordidas e chupe o clitóris, mas nunca assopre para dentro da vagina.

Explore em detalhes as dobraduras dos lábios vaginais, depois a entrada da vagina. Penetre-a com sua língua. Depois massageie o clitóris, e ele, quente, pode enlouquecer a mulher em questão. Mas muito cuidado porque ele é sensível.

O *cunnilingus* não é uma operação solitária. Você pode massagear várias partes do corpo da amante, mas, óbvio, que sejam acessíveis e não atrapalhem sua performance na vagina. Saliente-se que esta prática pode ser muito útil para homens com problemas de ereção. A boca pode dar à parceira aquilo que o pênis pediu trégua.

Para finalizar, o famoso 69. A técnica não muda nunca: homem e mulher deitados de forma invertida, de lado ou por cima um do outro. Não há outra maneira. A postura lateral costuma ser mais apreciada por causa da maior liberdade de movimentos com a boca. Mas, não esqueça: é preciso equilíbrio. Tanto um quanto o outro precisam dar prazer simultaneamente.

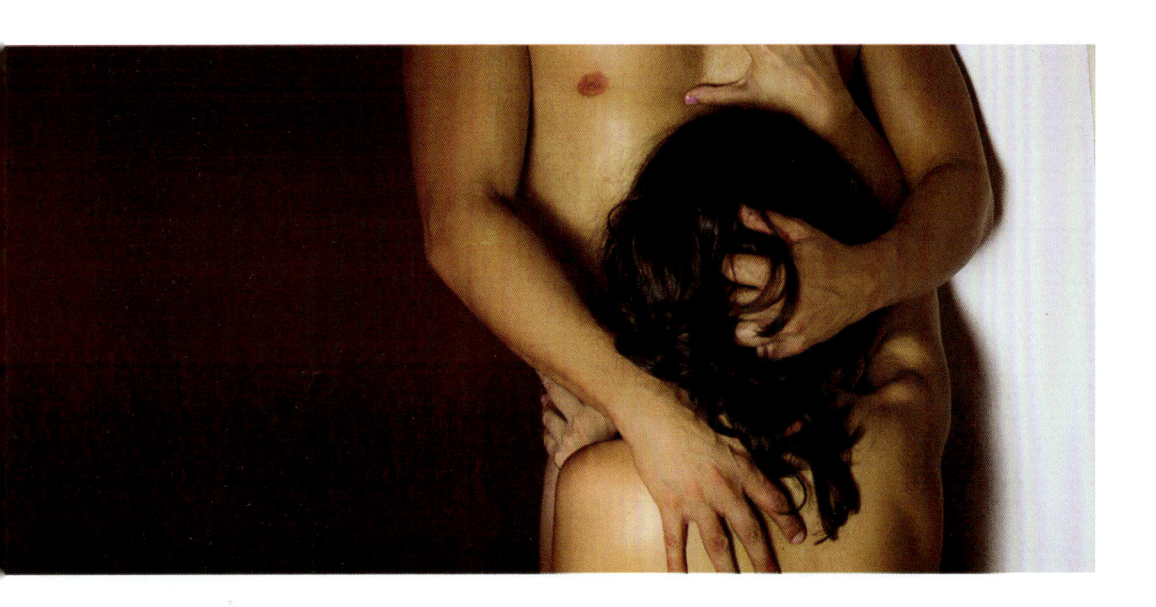

BEIJO NEGRO OU GREGO

O ânus ainda é tabu para alguns casais, mas é questão de tempo essa última fronteira do oeste ser colonizada. Beijo grego é a prática de usar a língua em toda a região anal. A zona é rodeada por muitos nervos que percorrem o mesmo trajeto da vagina e do pênis. É possível aumentar o prazer utilizando-se da língua mais um ou dois dedos penetrando no reto. A ideia é um lento, suave e rítmico vaivém úmido.

Se o dedo for do homem no ânus da mulher, ele deve exercer alguma pressão com a palma da mão entre aquela região e a vulva para facilitar contrações e relaxamento do esfíncter. No caso do dedo ser o da mulher no ânus do homem, é muito útil quando ele estiver com problema de ereção, e os homossexuais sabem muito bem disso.

Quando ele estiver lubrificado, pode chegar à próstata e às vias traseiras: pressão para trás, até a parte inferior do reto e, ao mesmo tempo, com a palma da mão apoiada atrás do escroto. É importante higienizar a região, tanto para quem penetra como para quem é penetrado com língua ou dedos.

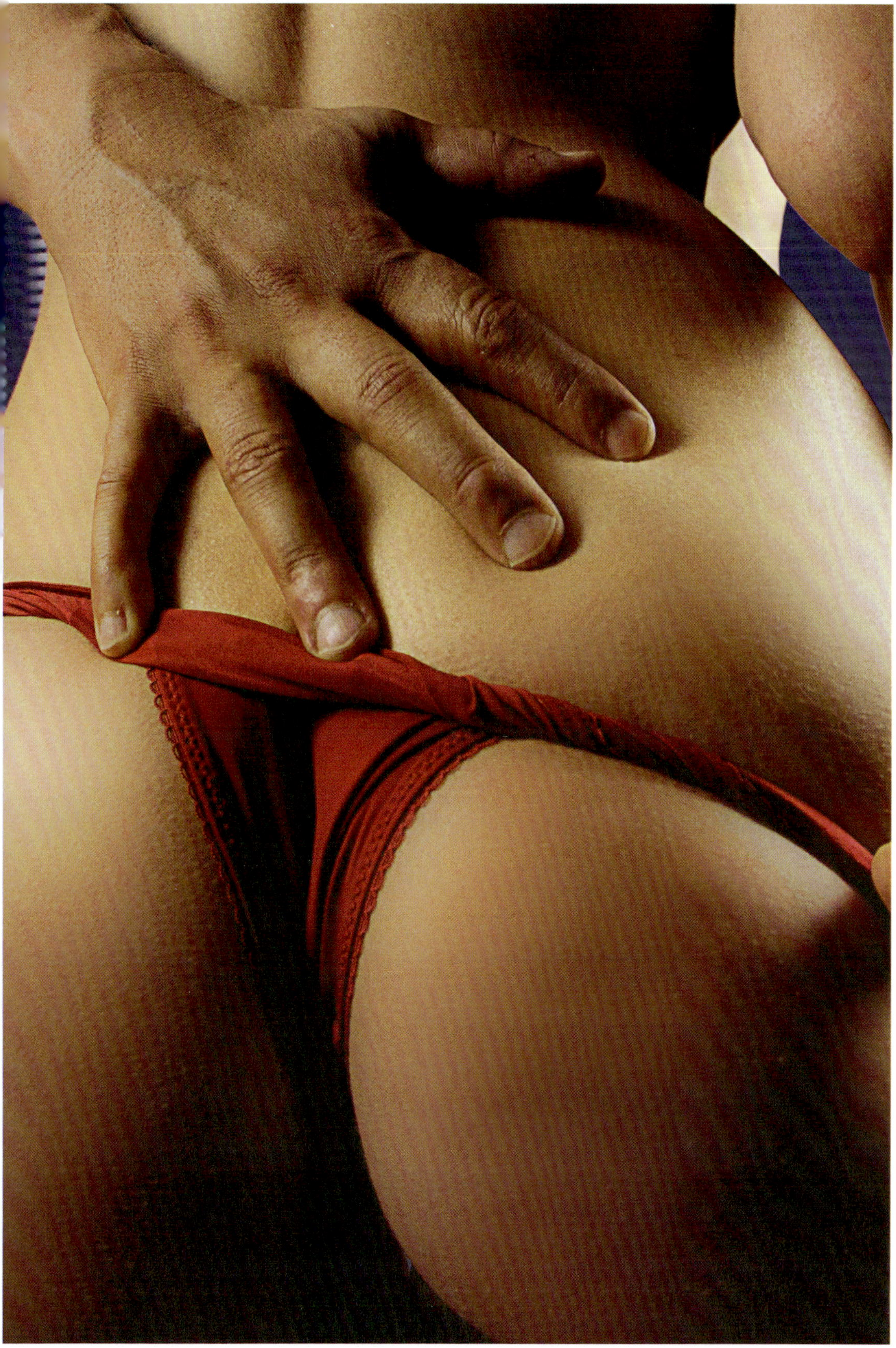

SEM PENETRAR

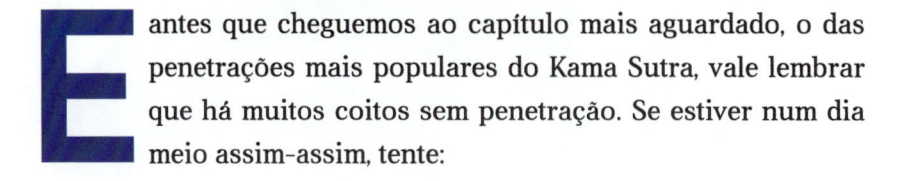

E antes que cheguemos ao capítulo mais aguardado, o das penetrações mais populares do Kama Sutra, vale lembrar que há muitos coitos sem penetração. Se estiver num dia meio assim-assim, tente:

1. Nas mãos da companheira. A mulher junta as mãos, entrelaçando os dedos e cruzando os polegares, para emular uma vagina. Tente molhar as mãos, se mulher.

2. Na parte detrás dos joelhos femininos, depois de devidamente lubrificada.

3. Na dobra do cotovelo, também lubrificada.

4. Nos cabelos da mulher. O pênis fica enfiado num cacho, imitando uma vagina.

5. Entre os seios, o famoso coito à espanhola.

6. Entre as coxas.

7. Nas axilas.

A saber: essas eram práticas que visavam proteger a virgindade da moça ou para evitar gravidezes, já que no passado métodos anticoncepcionais não eram muito confiáveis.

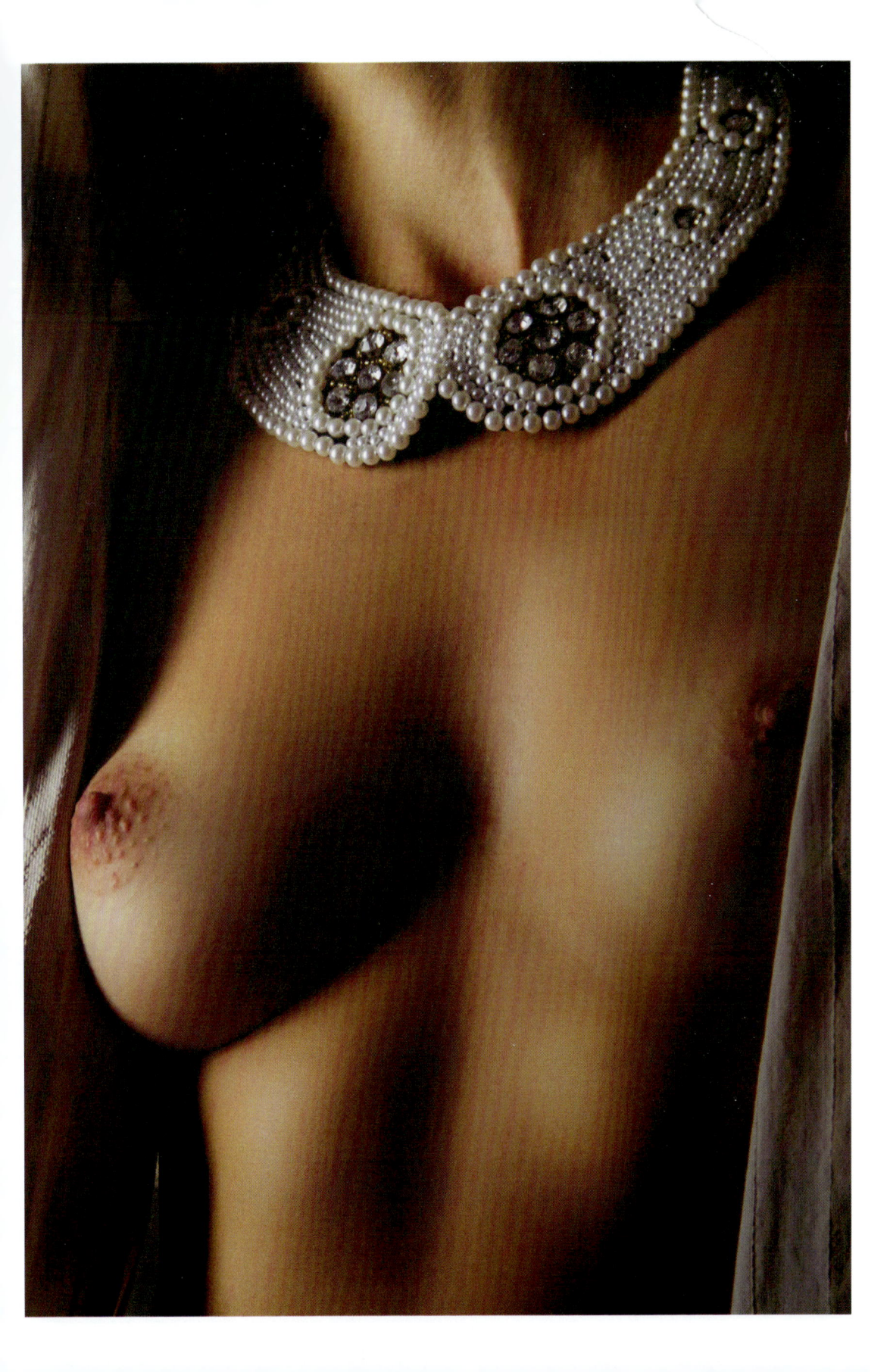

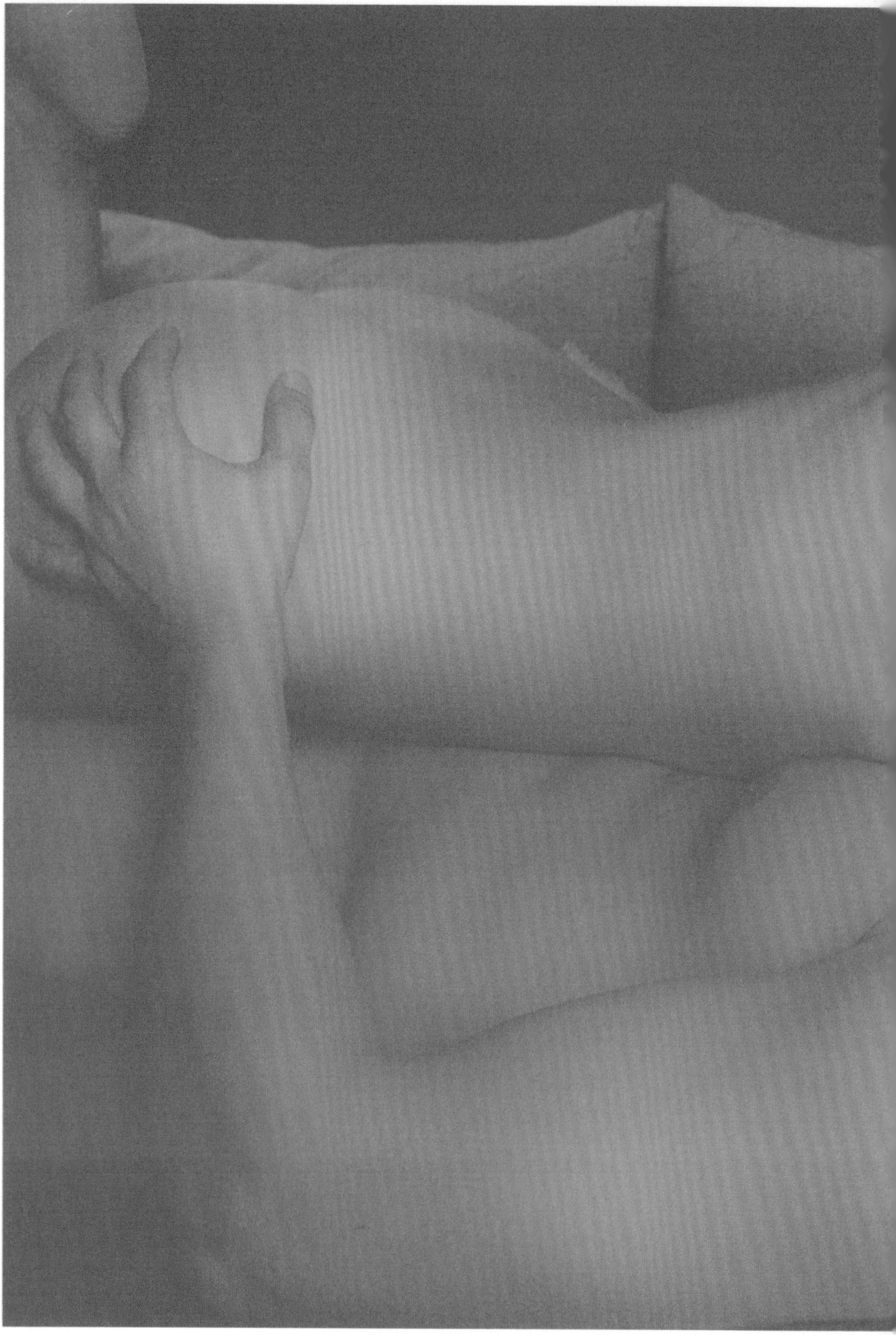

4

AS POSIÇÕES MAIS POPULARES

Chega de conversa. Agora é a hora de colocar em prática tudo o que você leu até aqui. Aqui apresentaremos o elenco de posições propostas por *Vatsyayana Kamasutram*, por sua vez inspiradas nas reflexões de Babharavya e de Suvarnanabha. Os antigos mestres chegam a citar 600 posições, mas a maioria são variações dessas primeiras. Algumas são lindas; outras, simbólicas; fora as místicas, exercícios sexuais de meditação altamente complexos.

Fundamentalmente são quatro: homem por cima, homem e mulher de lado e frente a frente, mulher por cima, e mulher de costas para o homem. Selecionamos as mais simples para reproduzir em casa. Nenhuma é "ideal". Podem ou não ser adequadas. Chegue a um consenso, previna-se contra acidentes e divirta-se a valer.

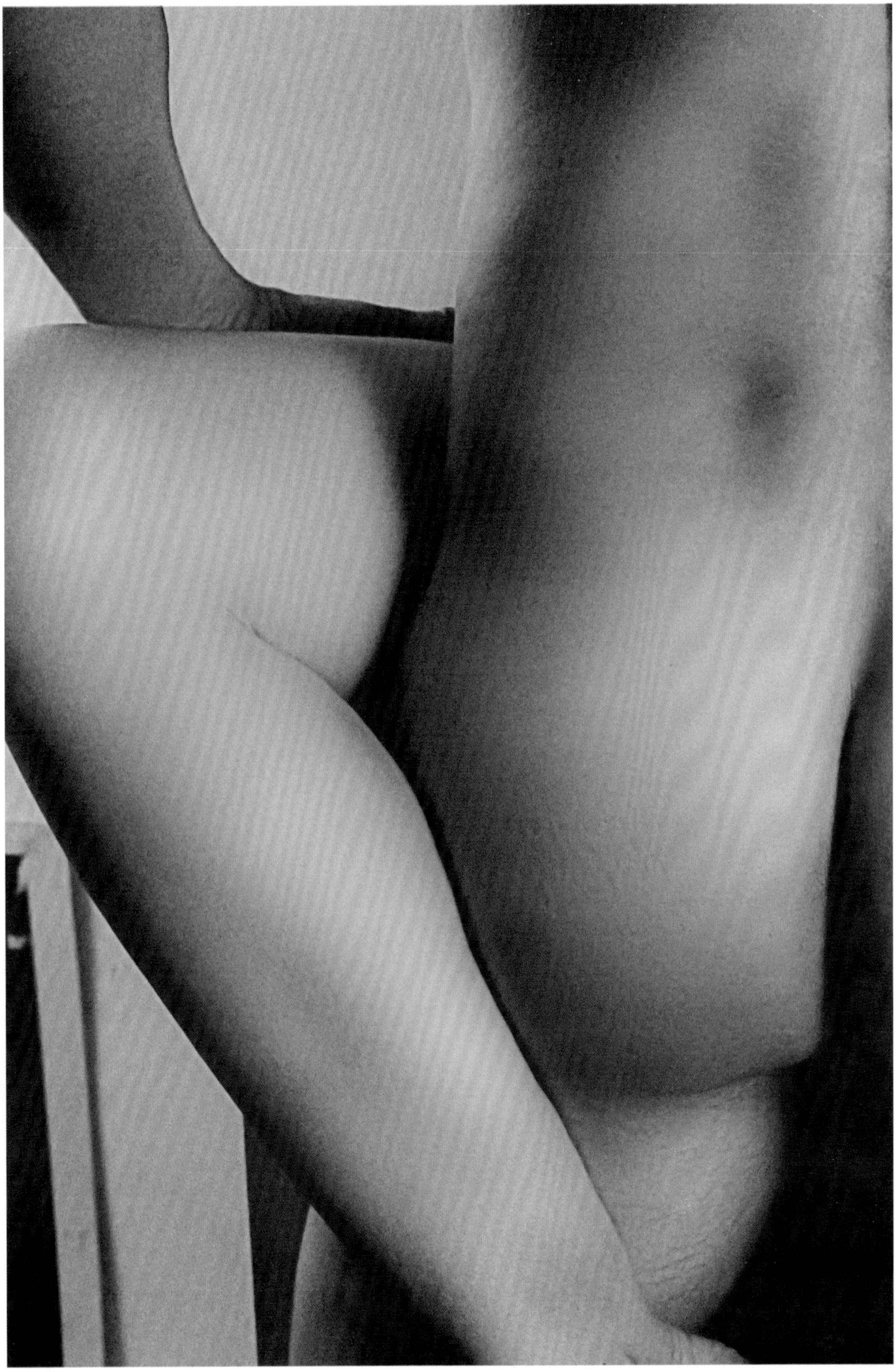

1
DE BOA

Muito simples de realizar, é uma das posições mais básicas do Kama Sutra. Com a mulher deitada de costas e as coxas ligeiramente entreabertas, o homem deita-se sobre ela e penetra a amante com o pênis bem paralelo às paredes da vagina. O vaivém é constante e sincopado. A mulher ajuda à chegada do clímax contraindo eventualmente as paredes da vagina, como se mordiscasse o pênis do companheiro. Pode-se demorar a atingir o orgasmo porque, nesta posição, os corpos estão muito relaxados.

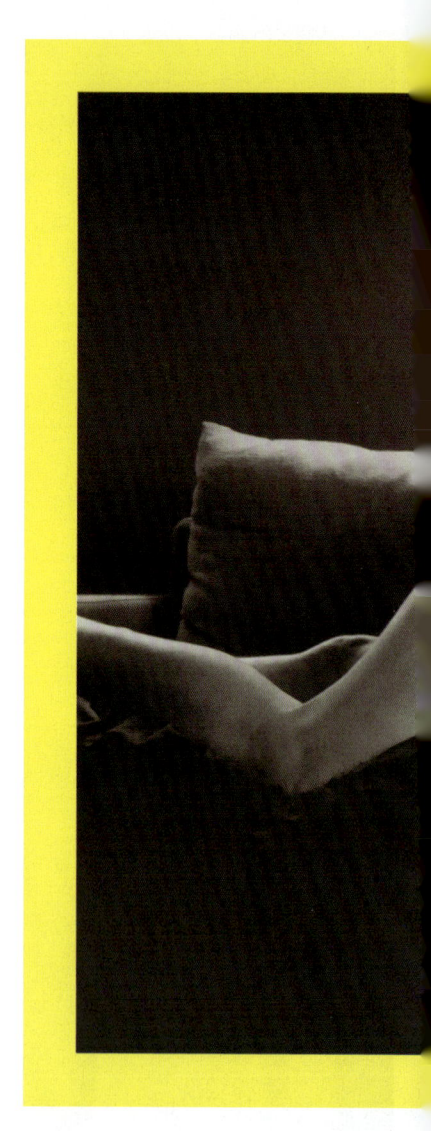

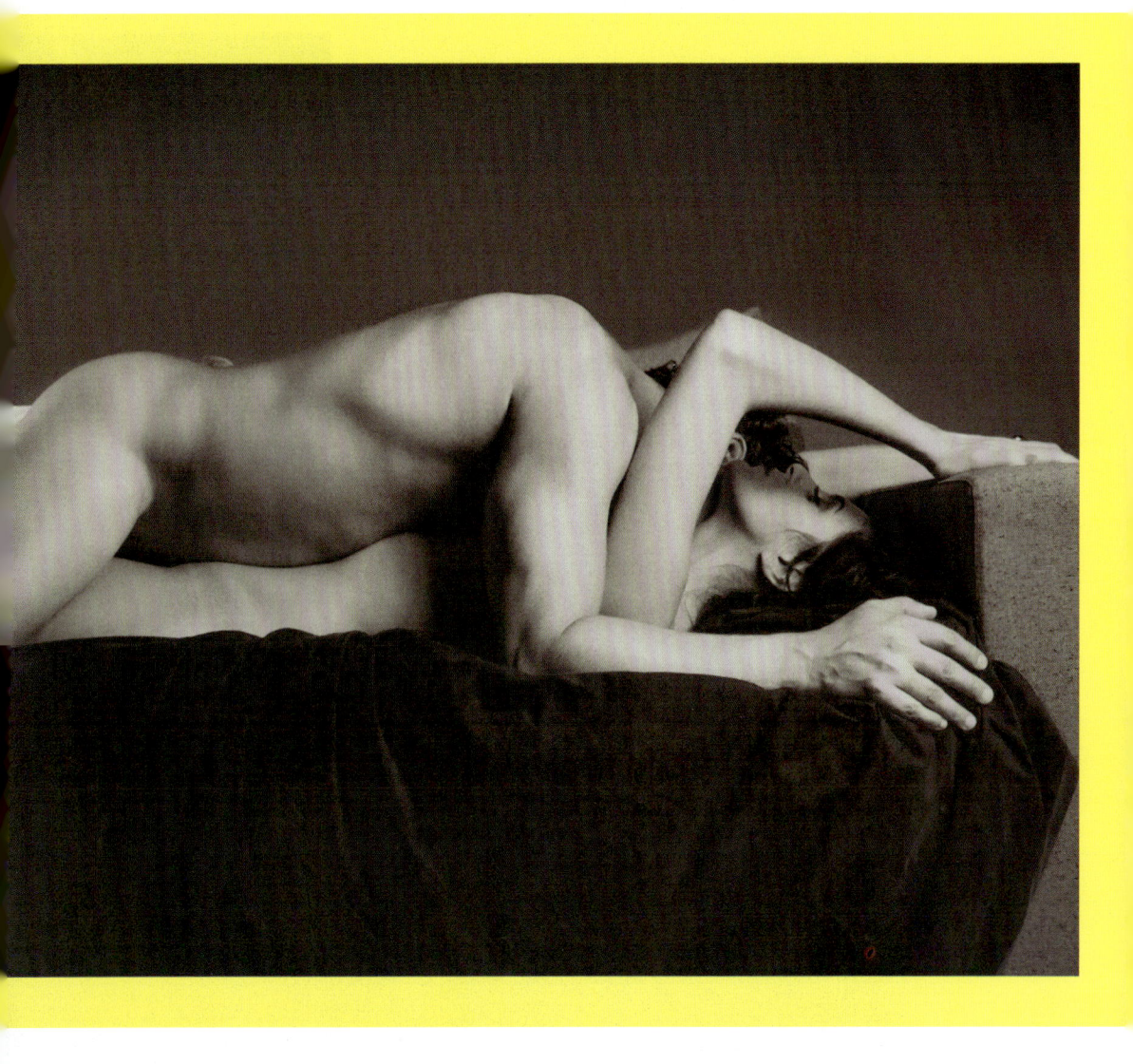

As posições mais populares

2
VEM CÁ, MEU NEGO

Um clássico. O homem está por cima da mulher, que se acomoda com os joelhos dobrados e as pernas ligeiramente afastadas para facilitar a entrada do pênis. Recostada em um travesseiro ou almofada, ela tem o controle total dos músculos da pélvis e da vagina, que podem contrair-se e descontrair-se como desejar. Por ter as mãos livres, a mulher também pode acariciar e brincar com o bumbum do companheiro, tornando o momento ainda mais prazeroso.

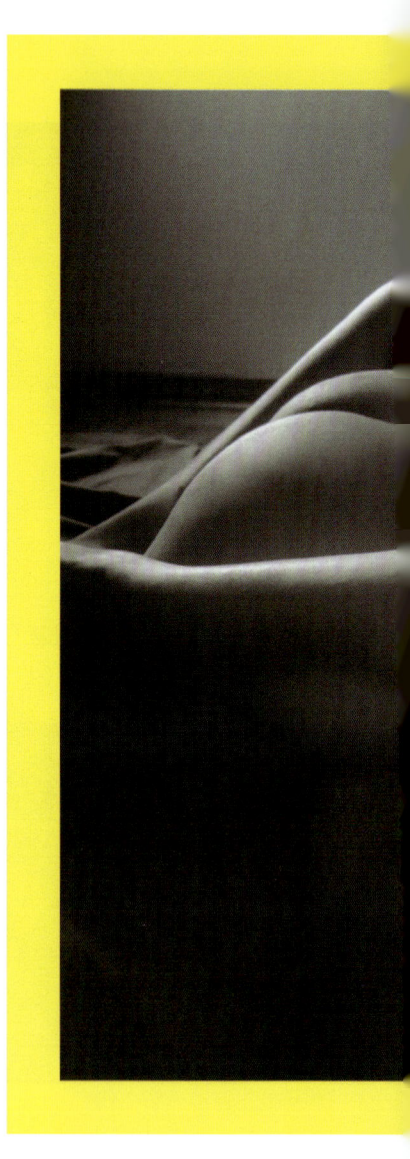

As posições mais populares

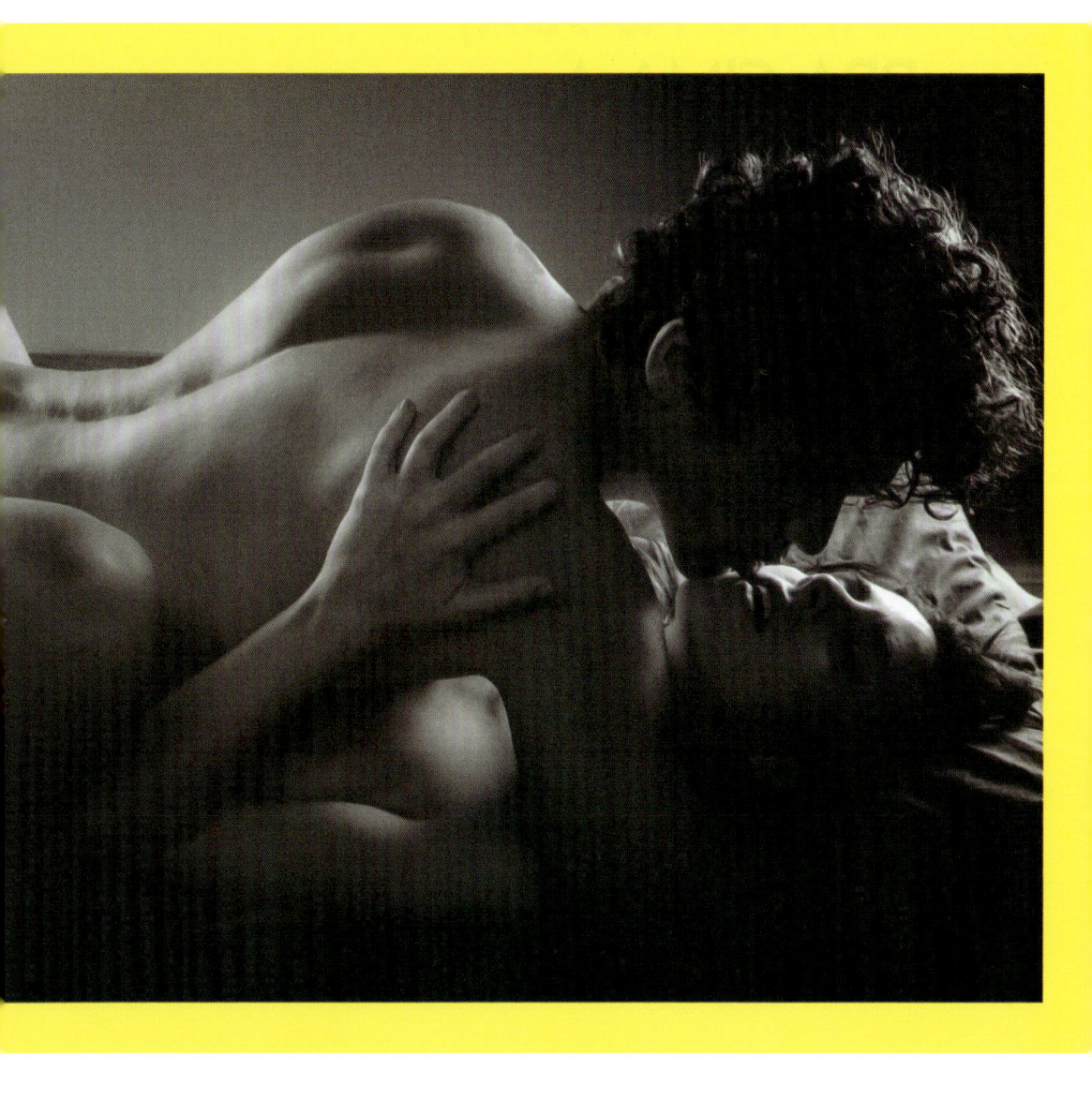

3

PRA BAIXO TODO SANTO AJUDA, PRA CIMA A COISA TODA MUDA

Deitada de costas, a mulher eleva as pernas até os ombros do amante, que está sentado em cima dos pés, com os joelhos dobrados. Ele eleva a bunda da companheira com as mãos e a penetra. O homem marca o ritmo, mas a mulher também pode ajudar nessa dança sensual, elevando e abaixando a pélvis. A penetração é intensa e proporciona contatos eletrizantes nas paredes da vagina. É muito indicada para pênis mais finos. Para ajudar a segurar mais ainda o pênis dentro da vagina, a mulher pode juntar mais as coxas, apertando-as levemente.

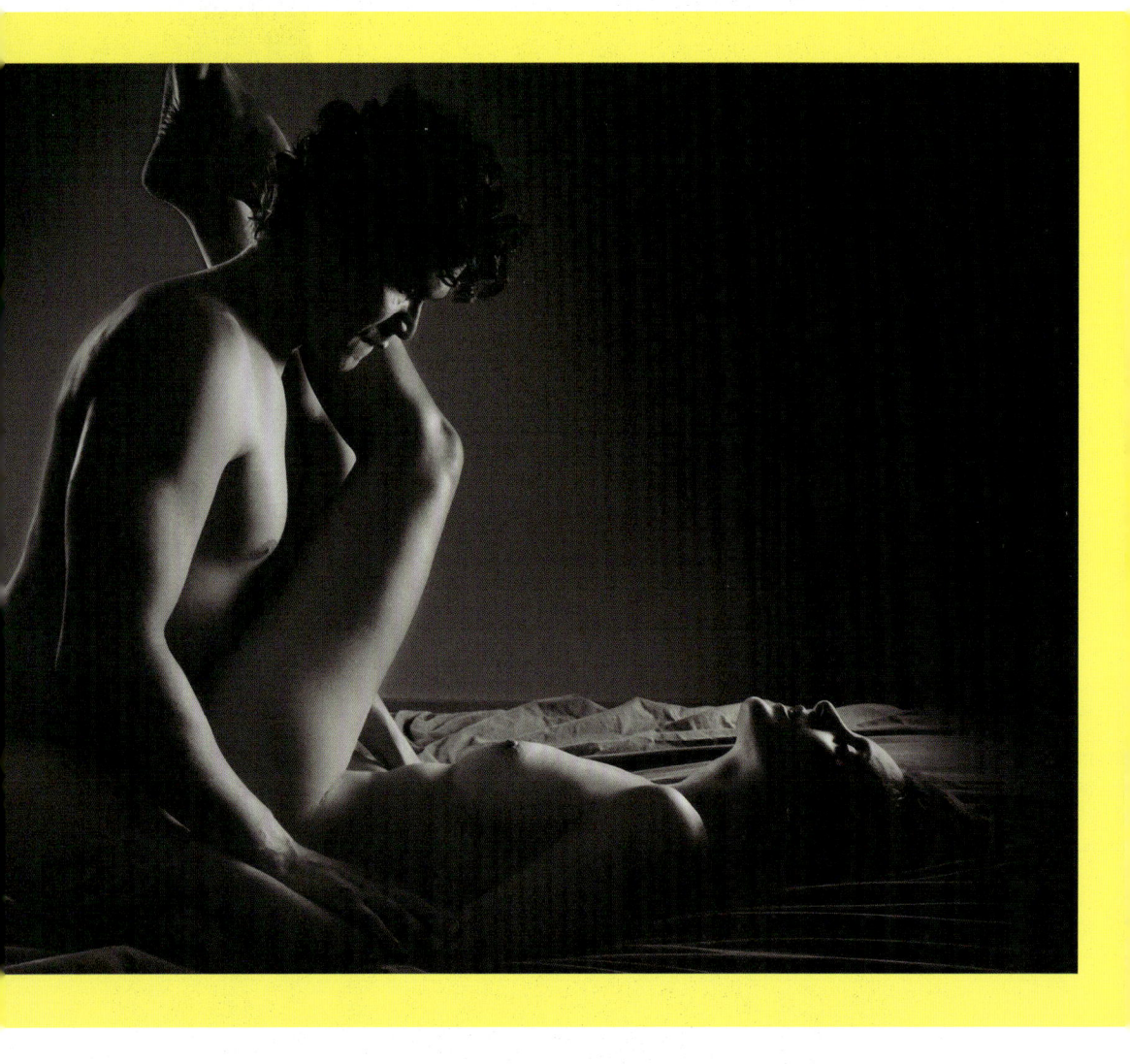

4

LAMBETER-LHE O FRUTO

Não é uma posição do tradicional Kama Sutra, mas o sexo oral que o homem faz na vagina da mulher, antes encarado como preliminar, é hoje, e principalmente no Brasil, uma das práticas mais acionadas e apreciadas. Aqui, a mulher está deitada com as costas levemente inclinadas, uma das pernas elevada até o ombro do companheiro e dobrada. A outra está levemente dobrada sobre a cama. Ele se debruça sobre a vulva e o clitóris da companheira, saboreando-os com seus lábios e língua – que pode inclusive penetrar a vagina da mulher. É uma das posições preferidas das mulheres e garante o clímax feminino.

ÀS POSIÇÕES MAIS POPULARES

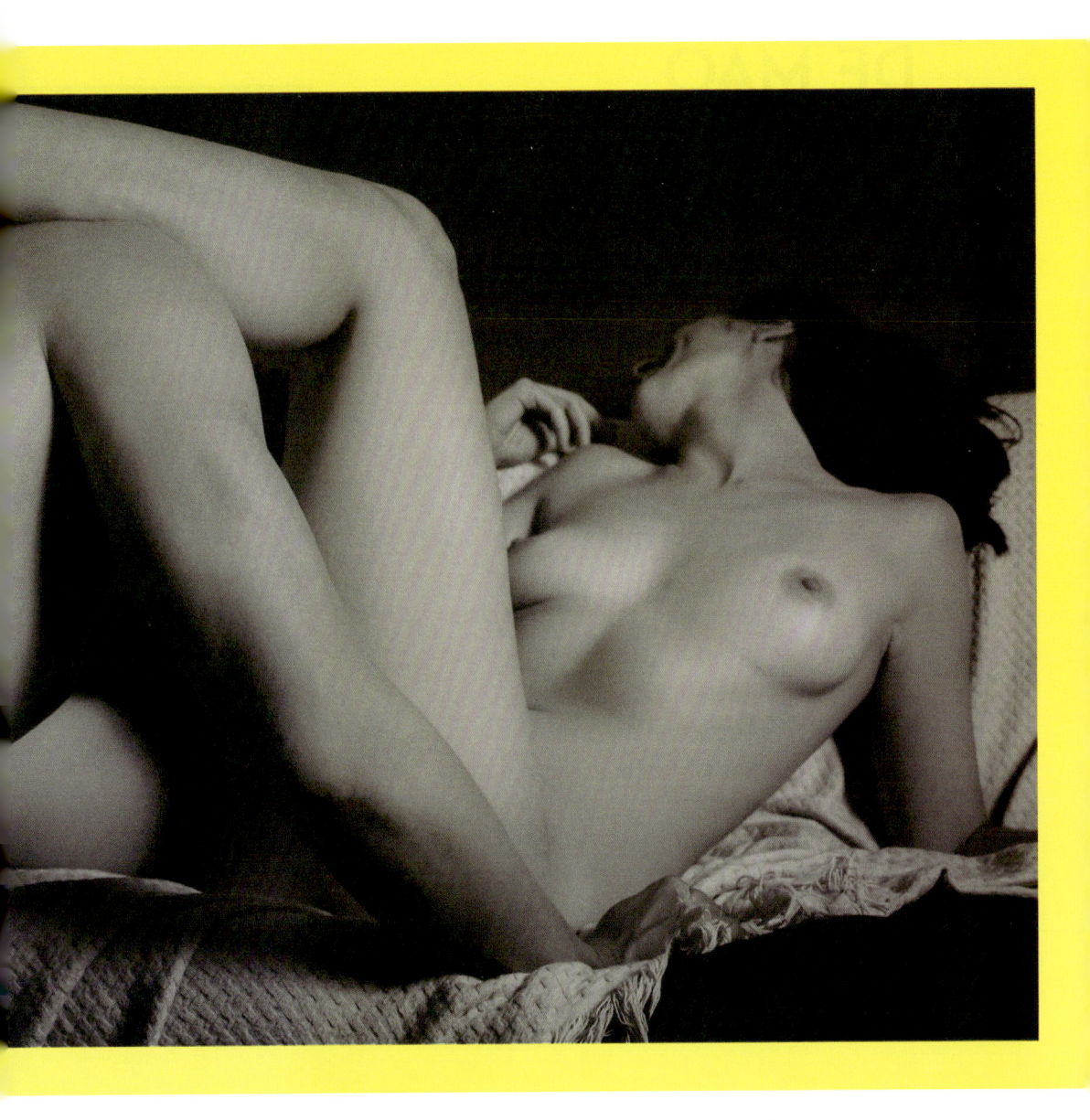

5

CARRINHO DE MÃO

A mulher está deitada de barriga para cima e apoia os ombros e os braços na cama. Ela eleva sua pélvis até a altura do pênis de seu amante, que está ajoelhado na cama bem na sua frente. Pegando sua mulher pela bunda, o homem a sustenta elevada, enquanto a penetra. Como ela está praticamente rendida pela posição e ele no controle, o homem sobe e desce o corpo da mulher a seu bel-prazer até atingir o clímax. Esse movimento aumenta a lubrificação da mulher, que pode chegar ao orgasmo mais rápido se, ao descer seu corpo, o homem tocar seu clitóris com o seu pênis.

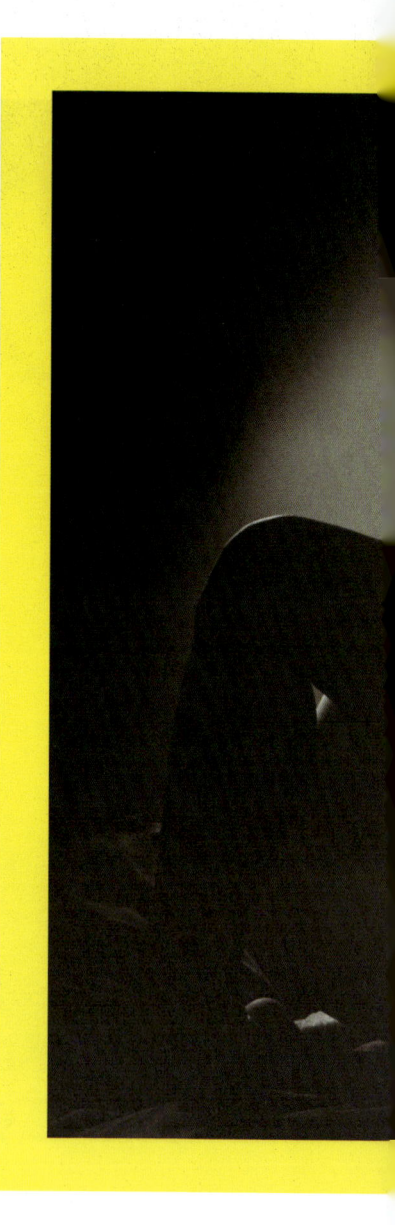

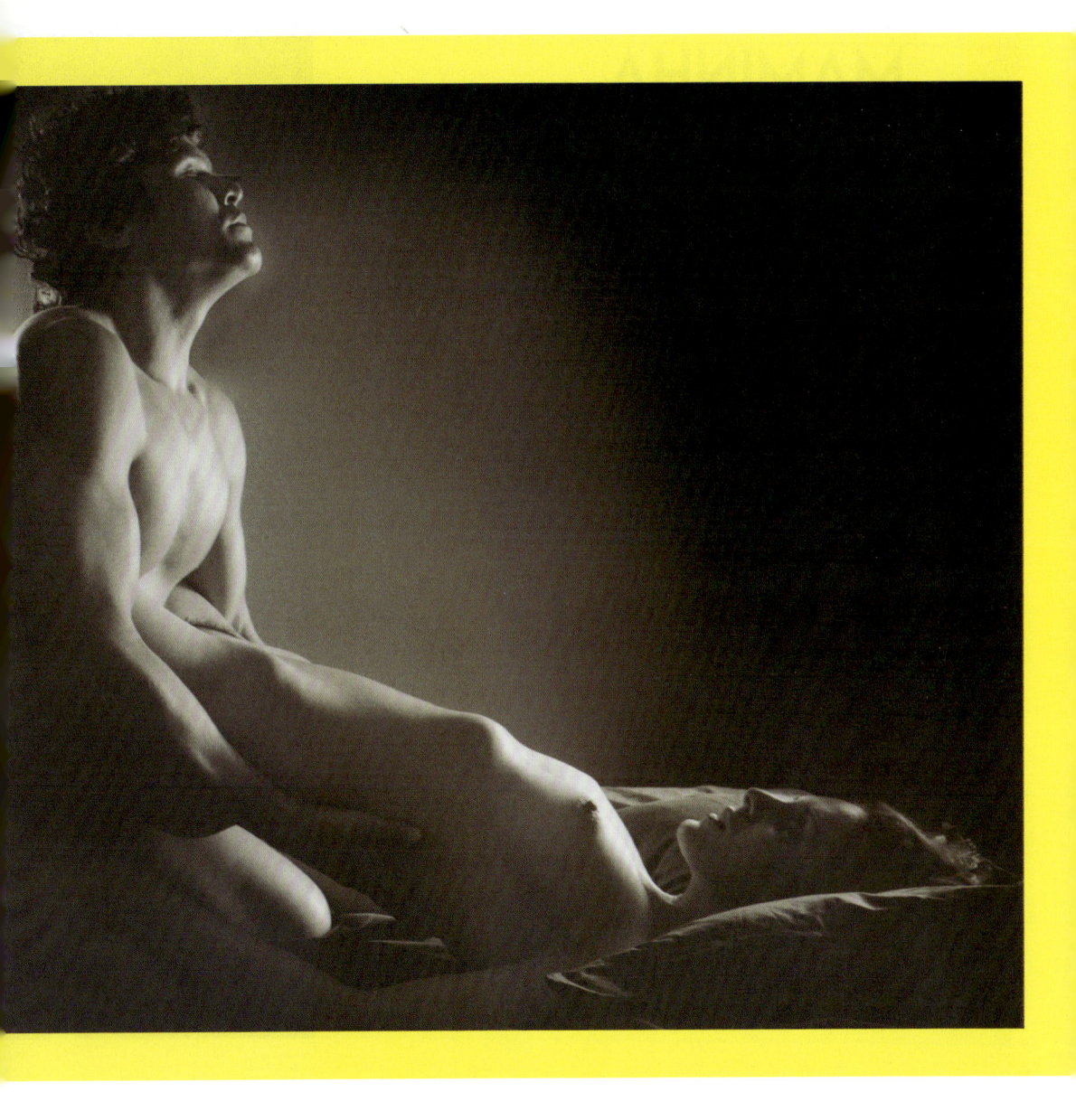

AS POSIÇÕES MAIS POPULARES

6

PICANHA & MAMINHA

Ela se deita sobre uma mesa, com a bunda bem próxima da beirada do móvel. Dobra os joelhos e afasta as coxas para receber o pênis ereto do companheiro já faminto por seu sexo. Para não cansar muito as pernas, ela pode apoiá-las levemente na lateral do corpo do companheiro. Aqui o vaivém é ditado pelos dois. O homem pode usar as mãos livres para brincar com os seios, mamilos e boca da parceira. A mulher também pode usar seus dedos para tocar seu clítoris e atingir o clímax mais rapidamente. É uma das melhores posições para as mulheres.

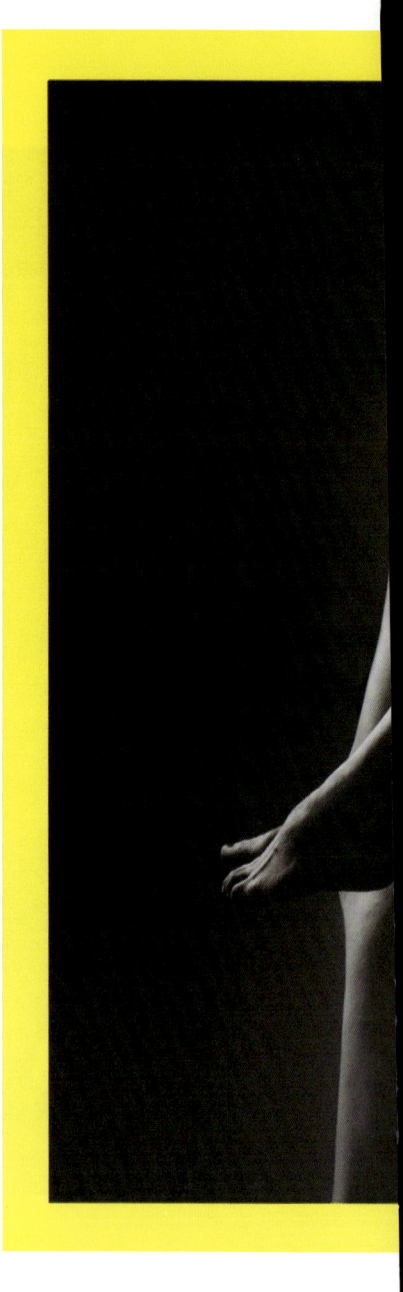

AS POSIÇÕES MAIS POPULARES

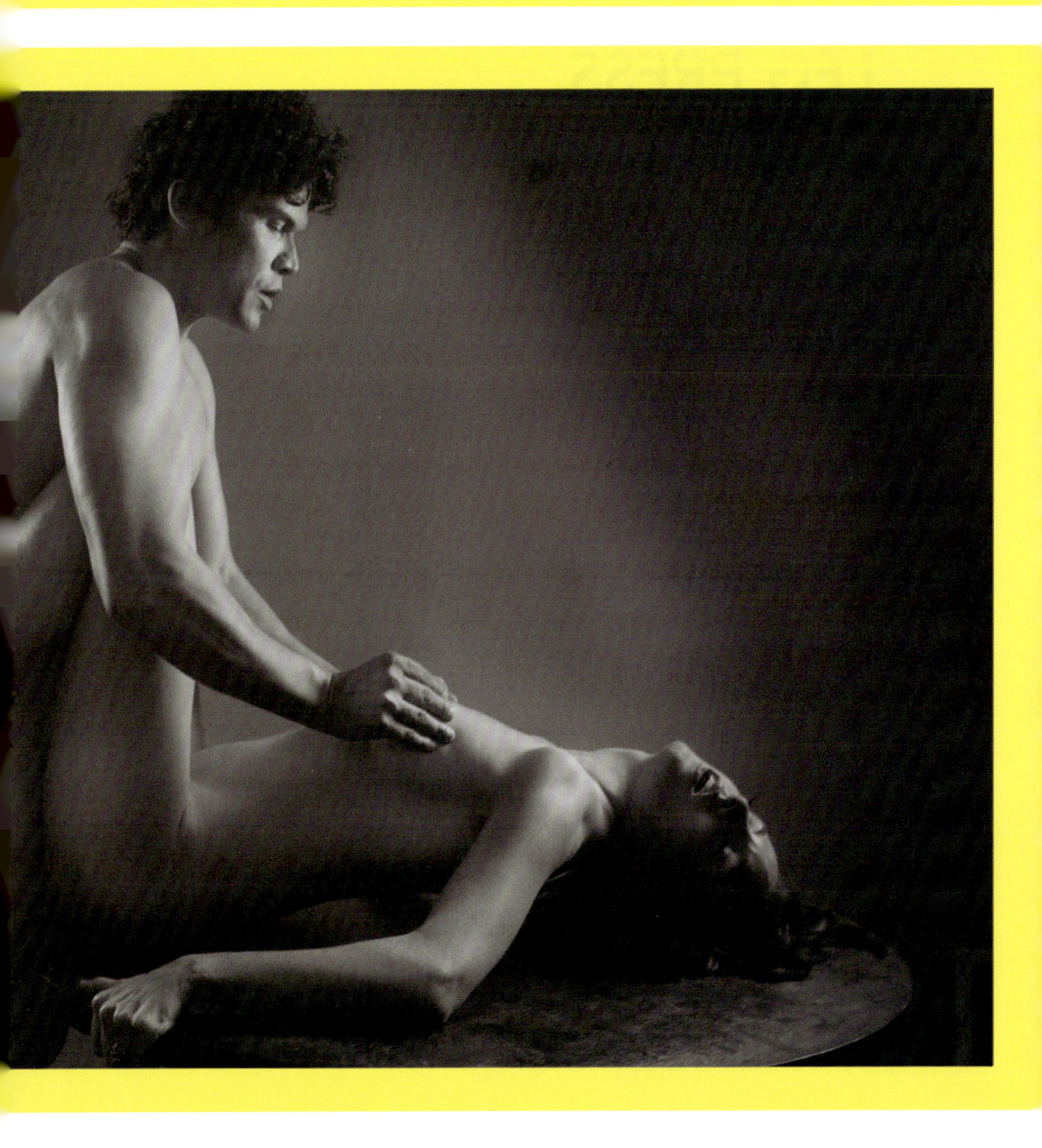

7

LEG PRESS DO TESÃO

A mulher está deitada de costas, com as coxas dobradas contra o peito e com os pés quase cruzados nas costas de seu companheiro. O homem está sentado de joelhos e se enfia no meio das pernas da amante, apoiando as mãos na cama. Para penetrá-la profundamente ele eleva a bunda da companheira e projeta levemente o torso para frente e para cima. À cada penetração, o saco dele roça com suavidade nas nádegas dela, provocando uma prazerosa sensação. Atenção: se a vagina for muito apertada, essa posição pode doer.

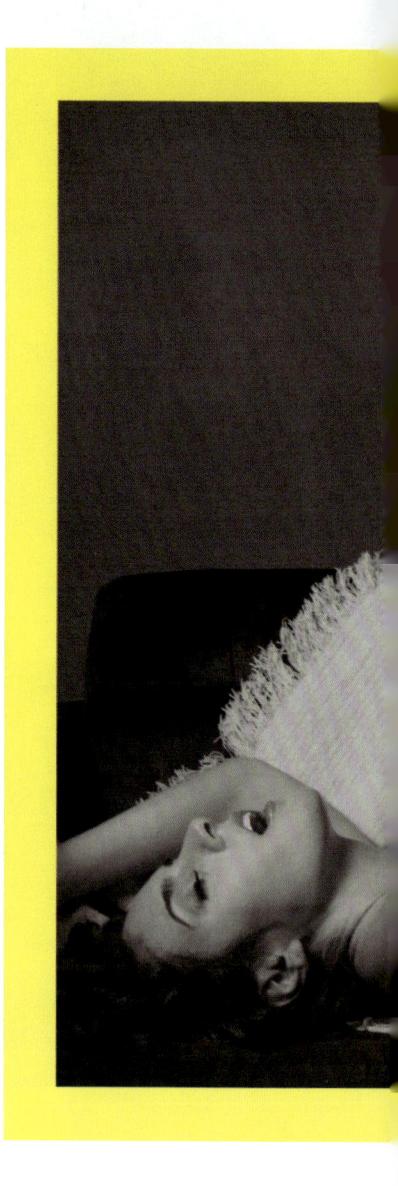

As posições mais populares

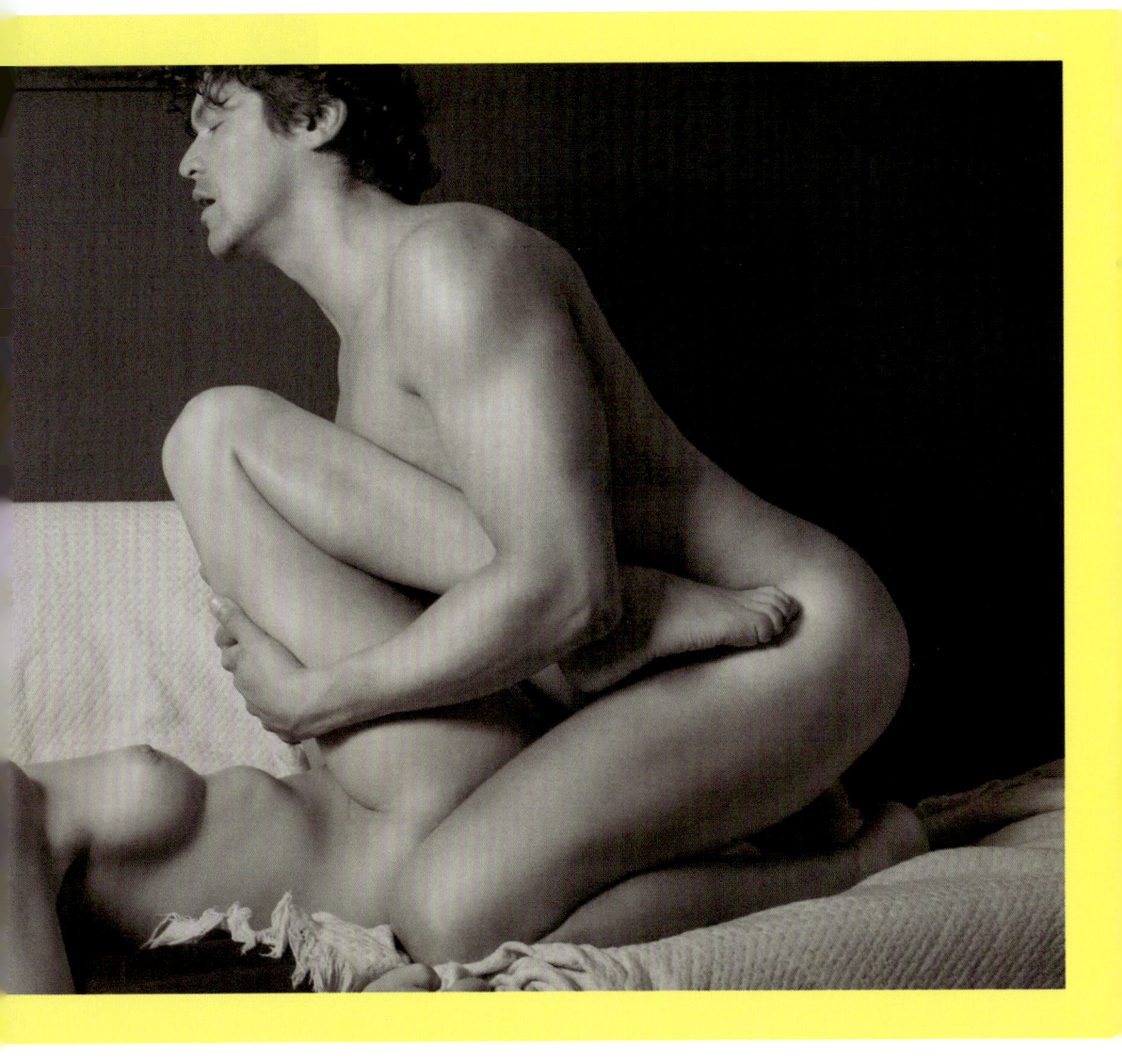

8

BATE-COXA

A mulher está deitada de lado e o homem também, atrás dela. Ela está com uma perna levemente dobrada sobre a cama e a outra levantada e dobrada. Ele encaixa uma das pernas entre as pernas da amante, de modo a roçar o sexo dela. Depois de muito rala e rola gostoso, que pode levar a amante às alturas, ele desce um pouco o corpo e a penetra com seu pênis. Para ajudar no vaivém, ele segura a companheira com o braço livre, aconchegando um de seus seios — isso também garantirá que sua amada não escape do delicioso encaixe. Ela pode ajudar no movimento, se conseguir apoiar a perna levantada numa parede ou na cabeceira da cama — dessa maneira, também massageia o clitóris, alcançando o orgasmo. Esta posição também inspira romantismo, já que o casal pode se olhar nos olhos e se beijar.

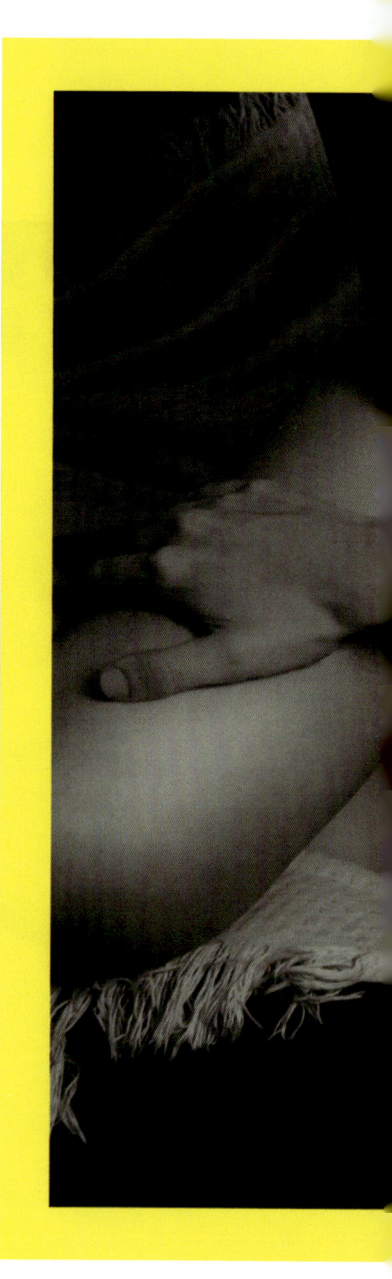

AS POSIÇÕES MAIS POPULARES

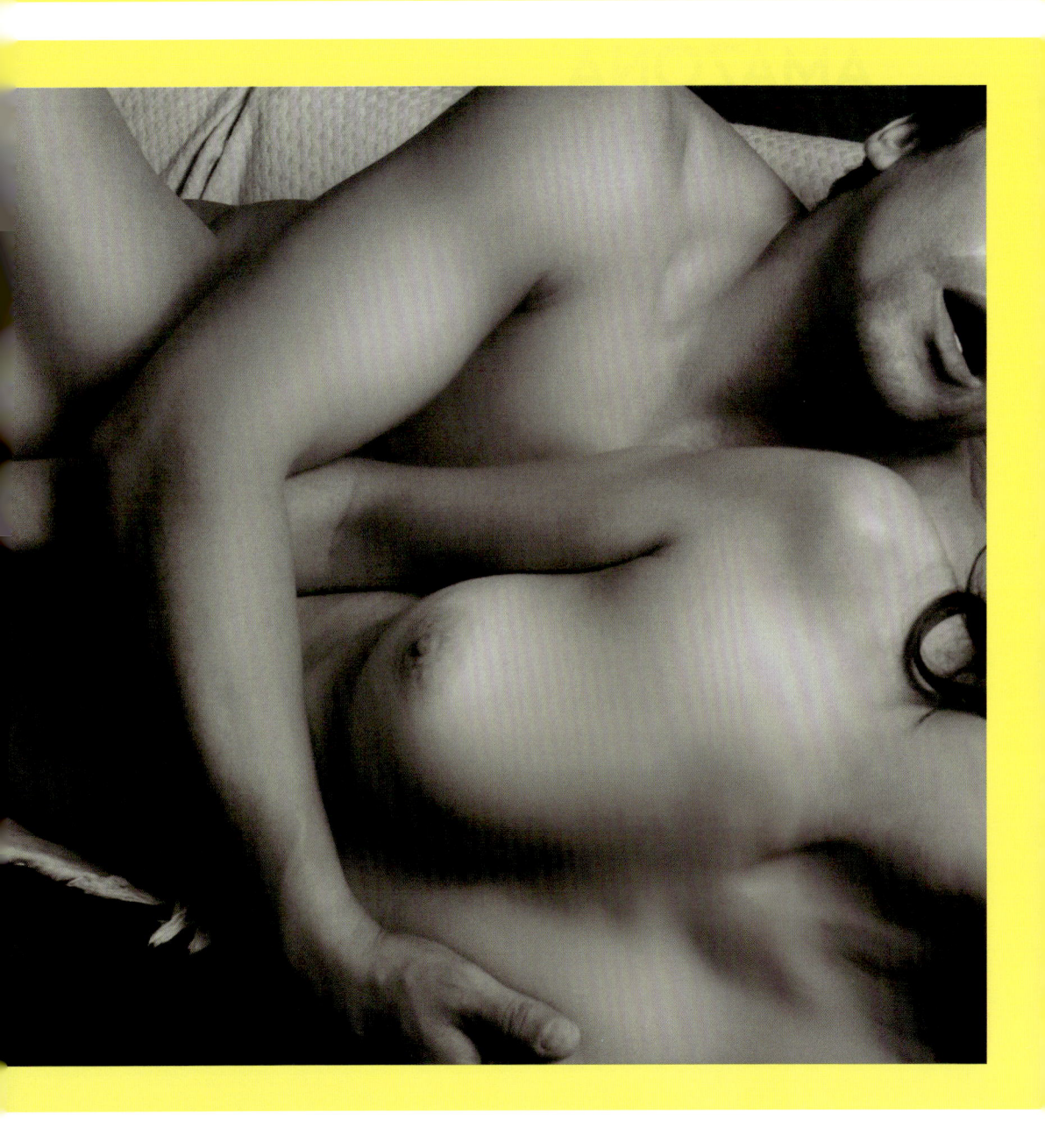

9

AMAZONA

Nesta posição, ele está deitado de costas, com as pernas dobradas e afastadas. Ela se senta sobre o pênis dele, dando-lhe as costas e apoiando-se nas pernas dobradas do companheiro. Aqui é a mulher quem controla o ritmo do sobe e desce, apoiando suas pernas, também dobradas, na cama ou no sofá — ela pode afastar um pouco as coxas, facilitando a penetração do pênis. Atenção: os dois só conseguirão chegar ao orgasmo nessa posição se o pênis estiver bem ereto. Para apimentar mais esse movimento, o homem pode segurar sua amante pelos cabelos, ajudando-a, assim, a cavalgá-lo.

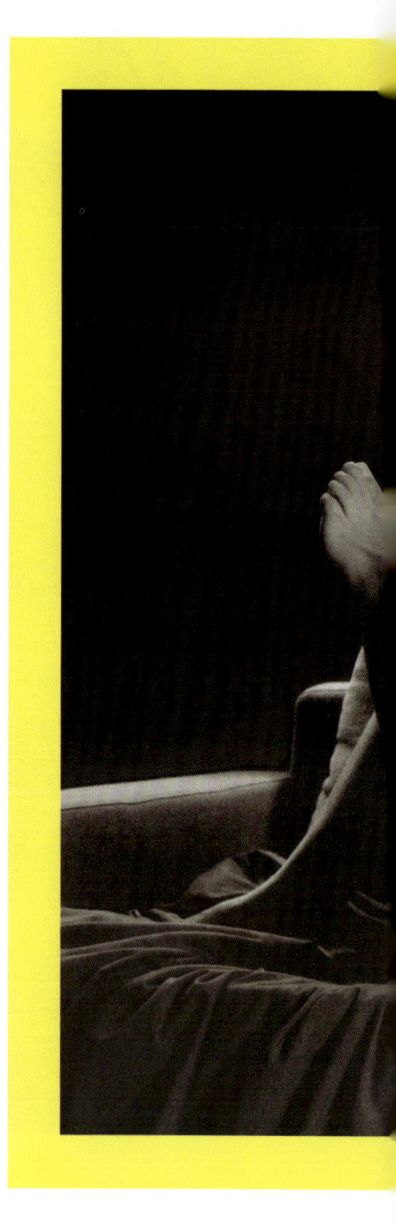

As posições mais populares

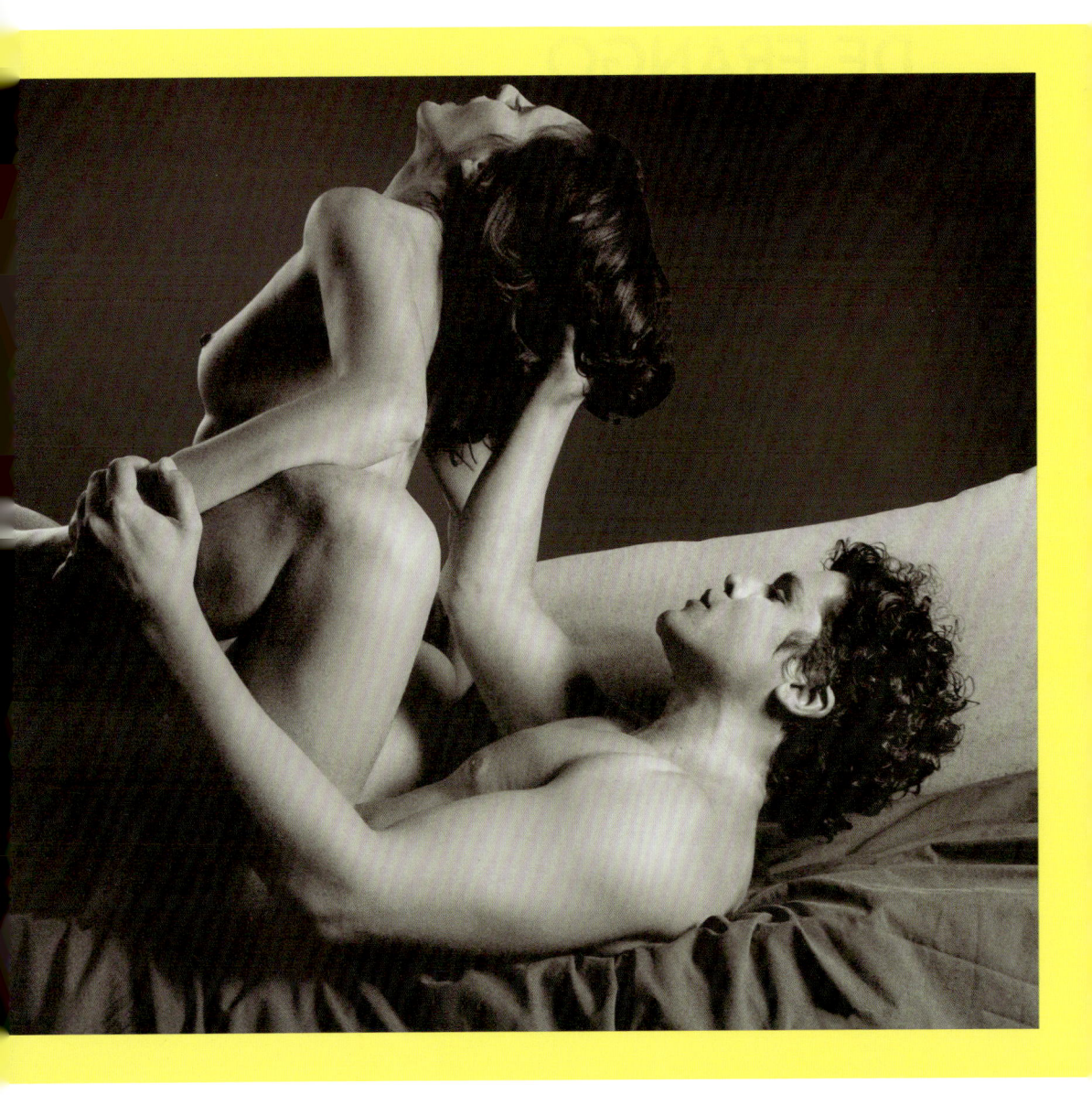

10

COXINHA DE FRANGO

O casal está deitado de lado, um de frente para o outro, ela com a cabeça de frente para os pés dele e vice-versa. A mulher dobra suas pernas e, com elas, abraça as pernas esticadas do amante — ela também usa os braços para agarrar as pernas do companheiro (como a massa de uma deliciosa coxinha que abraça o recheio picante de frango). Dessa maneira, as pernas dele ficam entre as coxas dela. Ele encaixa o pênis na vagina da companheira e ambos iniciam o vaivém. Ele pode apertar a bunda da amante e, com os dedos, também pode brincar com o ânus dela, acariciando-o. Ela, por sua vez, pode lamber a região entre os dedos do pé de seu companheiro. É uma posição que massageia varias zonas erógenas do homem e da mulher.

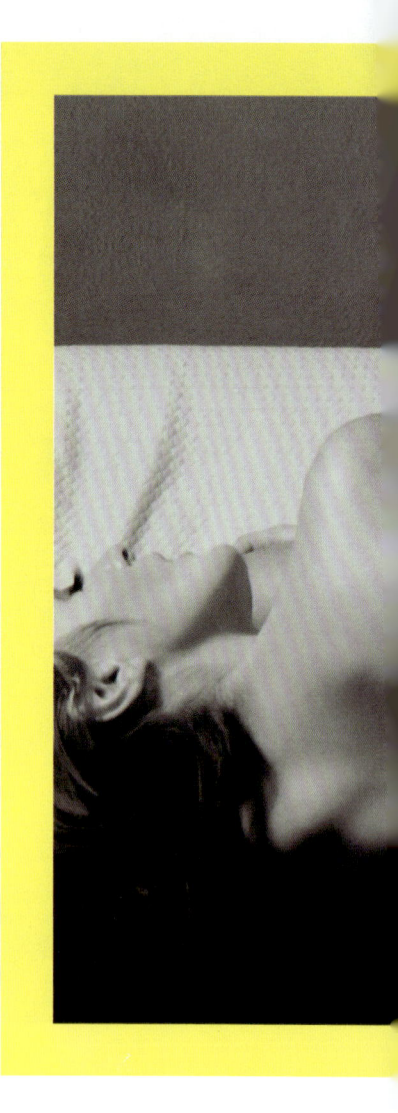

AS POSIÇÕES MAIS POPULARES

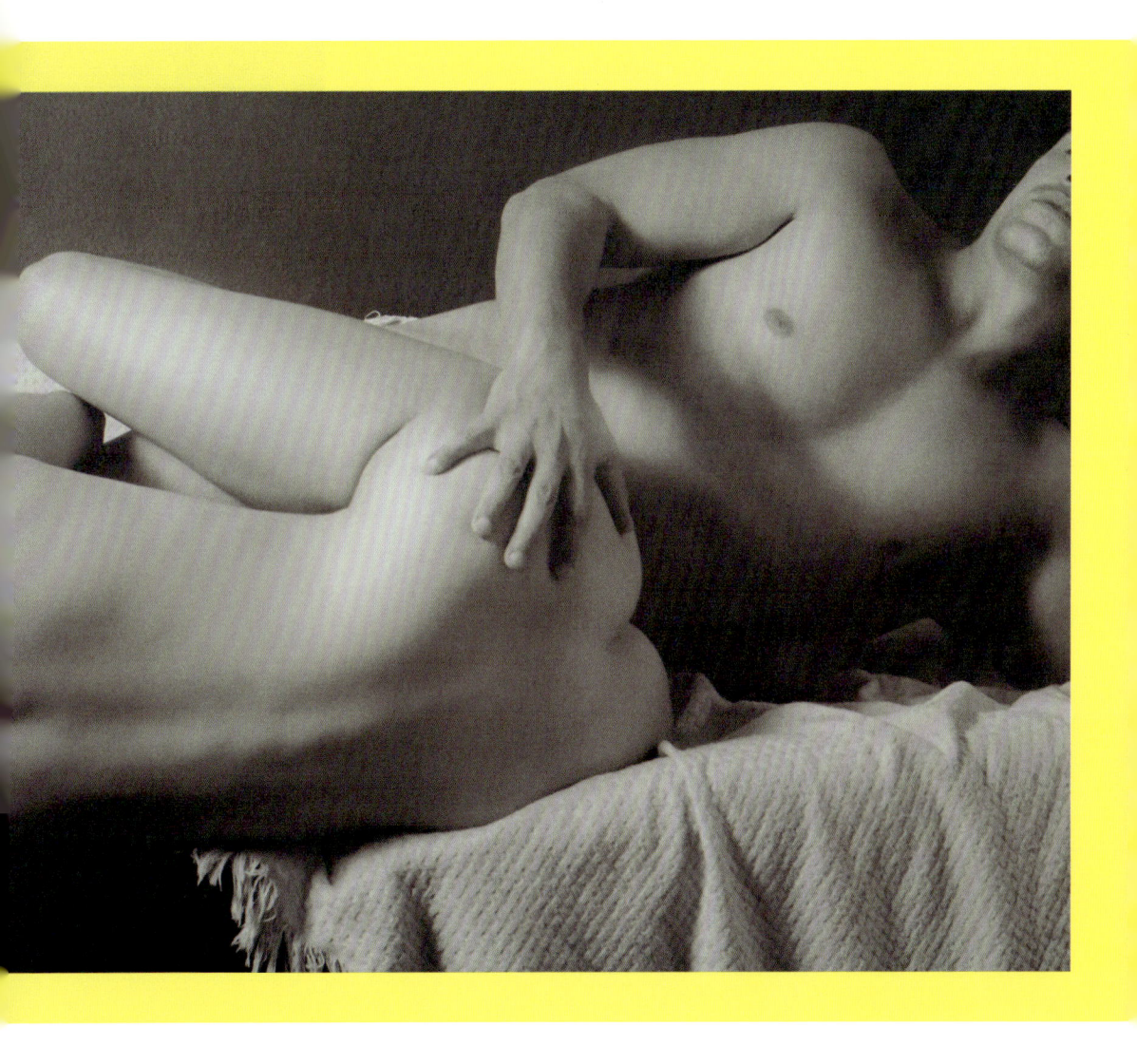

11

UPA, UPA, CAVALINHO

É uma cavalgada da mulher no amante, que a penetra com profundidade. Em pé, ele pode se apoiar na beira da cama ou no braço de um sofá. Ela monta de frente no parceiro, envolvendo sua pélvis com as pernas — para não cansar muito e manter o equilíbrio, a mulher pode apoiar os pés na cama ou no braço do sofá. Durante o ato sexual, ela pode se inclinar para trás, apoiando-se firmemente nos ombros dele com suas mãos, e ajudar no movimento, assim como ele, que consegue manter o ritmo ao segurar as coxas da amante. Nesta posição, a mulher consegue orgasmos relativamente longos.

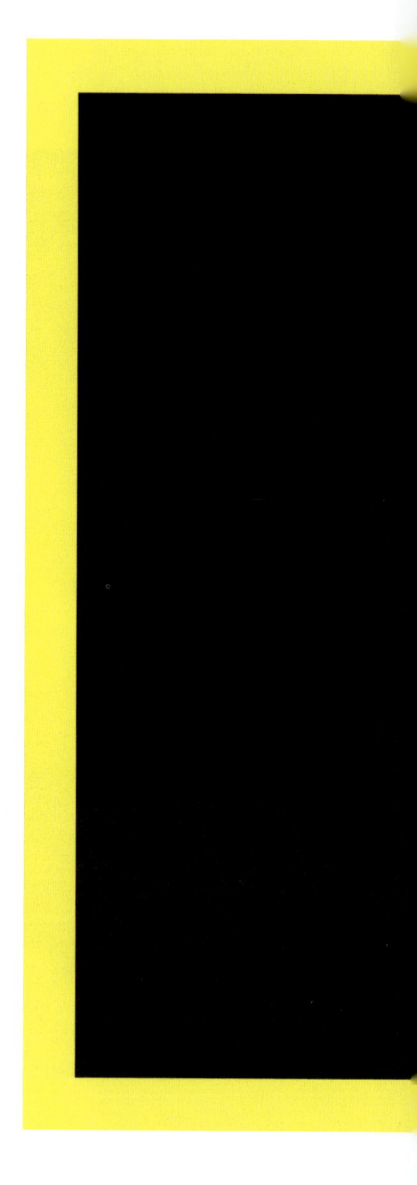

AS POSIÇÕES MAIS POPULARES

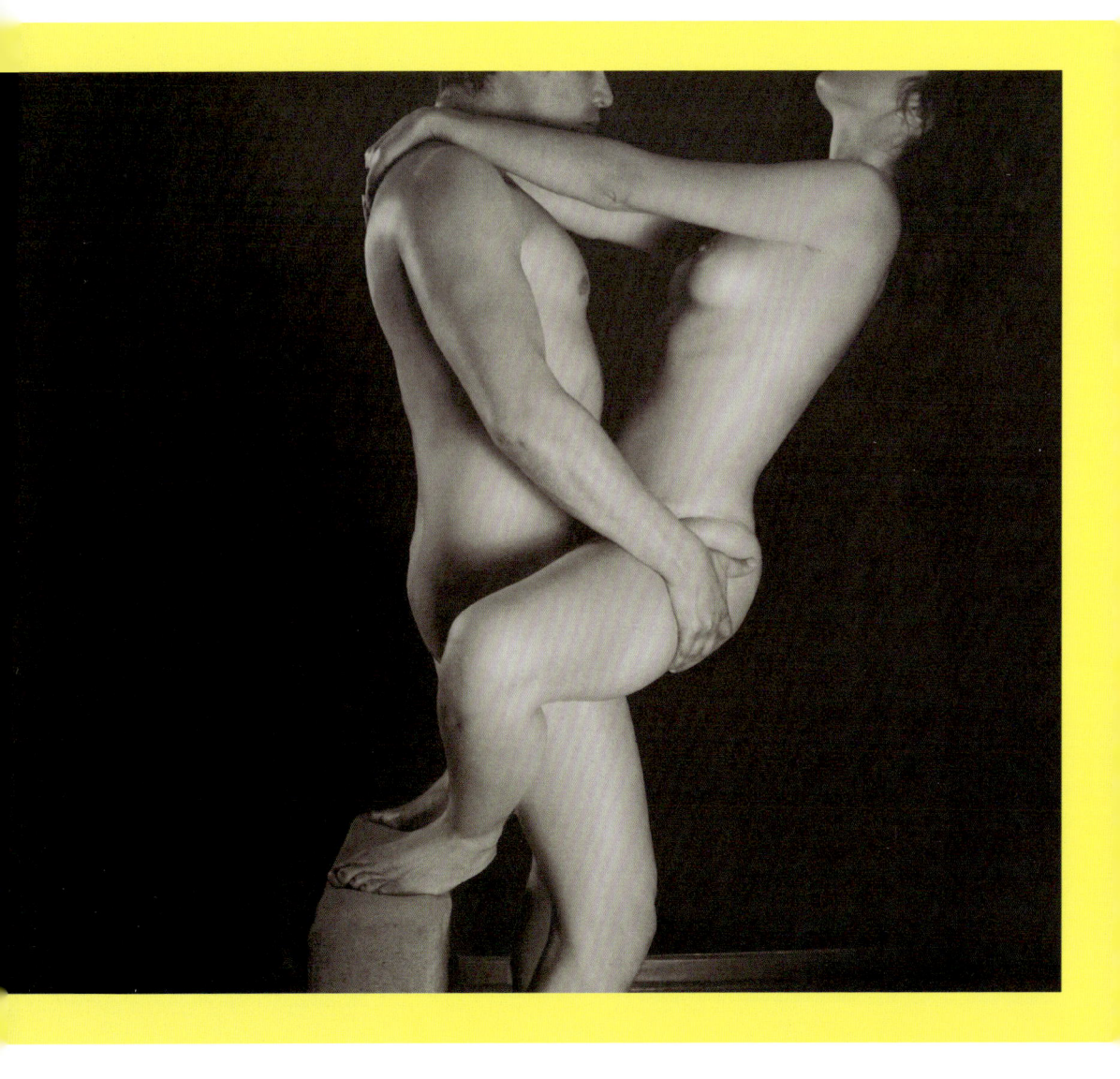

12

SHOW DA PODEROSA

Sentado com as pernas dobradas e os braços e mãos para trás, o homem recebe a mulher que se senta nele, de frente, com os joelhos dobrados e posicionados ao lado da pélvis do amante. Nesta posição, a mulher domina a situação e usa seus quadris, bunda e pernas para dar o ritmo que levará o casal ao clímax. Também é um tipo de cavalgada que ajuda a estimular o afamado ponto G, localizado no terceiro anel vaginal. Se quiser, o homem pode acariciar o corpo da amante, aumentando ainda mais a temperatura entre os dois. Dica: é uma posição muito eficaz para quem sofre de ejaculação precoce.

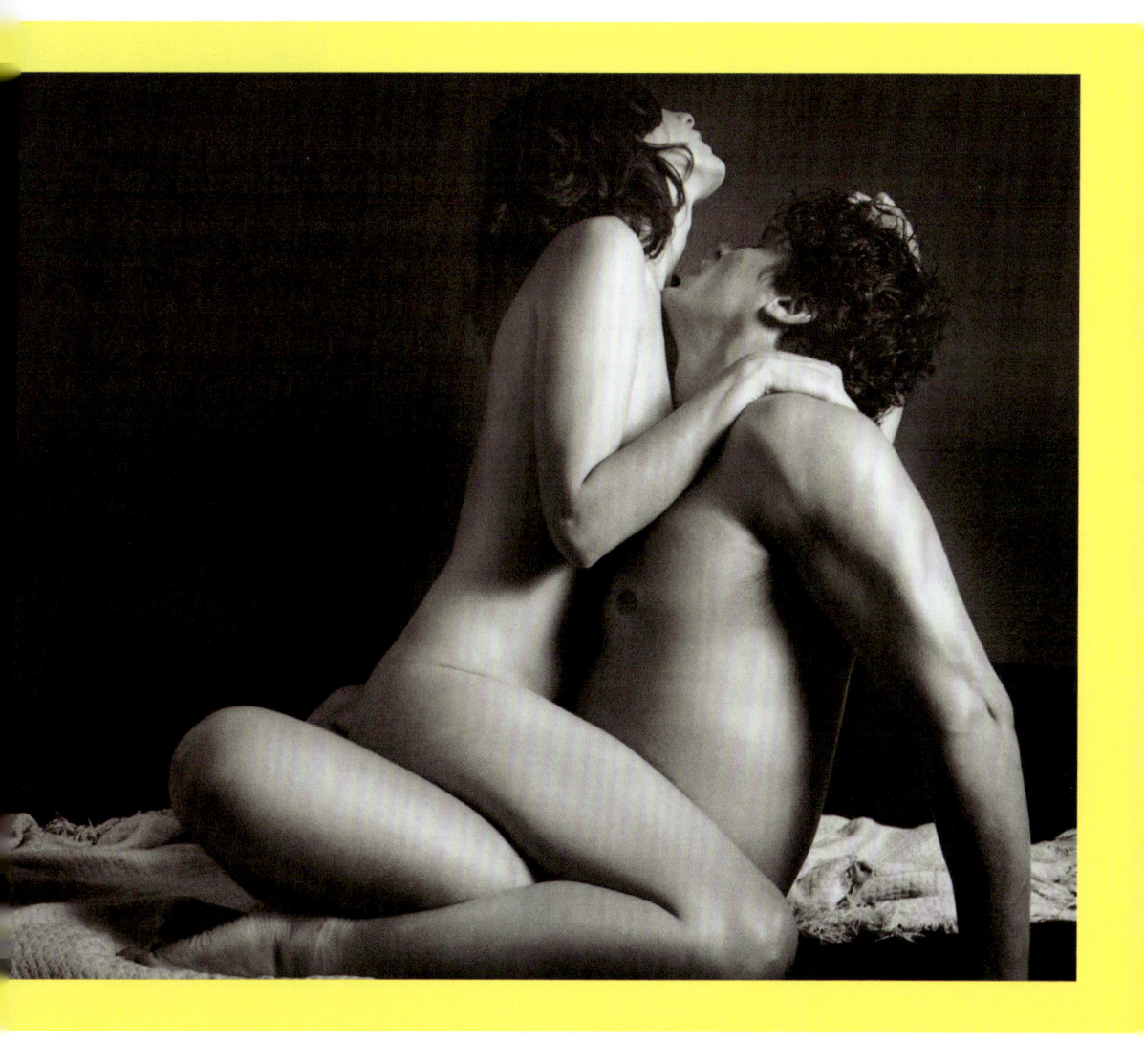

As posições mais populares

13

CHEIRO NO CANGOTE

A mulher está deitada de lado, com joelhos dobrados e coxas juntas. O homem está também deitado de lado e se posiciona atrás dela. Ele a penetra e ela o aprisiona, agarrando-o pela bunda com sua mão direita, e aperta-o contra si para que o pênis se mantenha na vagina. Aqui ambos podem controlar a penetração, ela mexendo os quadris pra frente e pra trás e ele idem. A mulher pode, durante o ato, apoiar as plantas dos pés nos joelhos dele. Ambos podem brincar com os seios e mamilos dela e ele pode beijar a nuca da companheira, importantes áreas erógenas. Essas posições laterais são ótimas para os casais mais românticos porque pode demorar mais para se chegar ao clímax e são mais ternas.

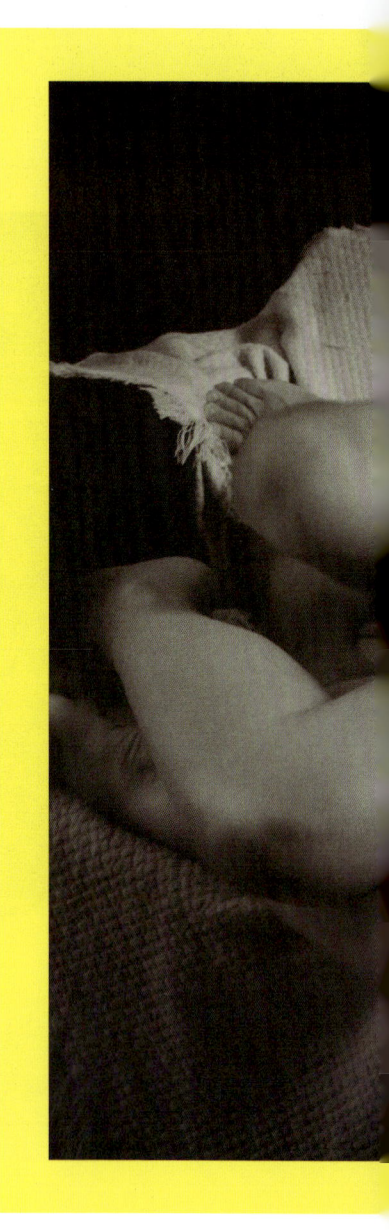

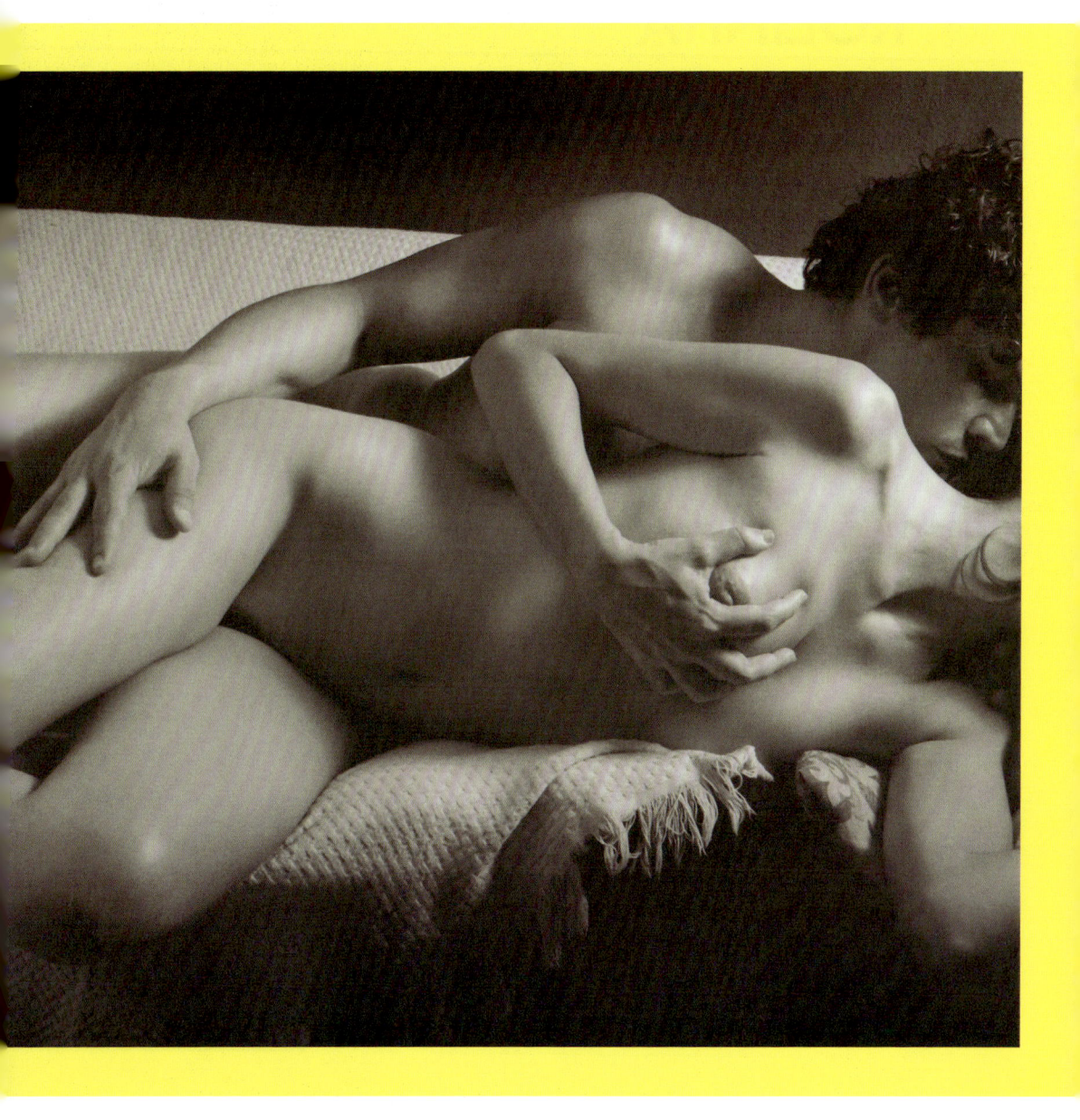

AS POSIÇÕES MAIS POPULARES

14

ROLINHA

O homem senta-se em uma cadeira com o pênis ereto e sua amante se acomoda em seu colo, de costas, como que se "empoleirando" nele. Com os pés apoiados no chão, ela usa a força das coxas para manter o ritmo do sobe e desce. O homem pode acariciar os seios da parceira e também seu clitóris. Durante o ato, ela pode se inclinar para frente para variar um pouco a fricção no pênis do companheiro e, assim, proporcionar mais prazer.

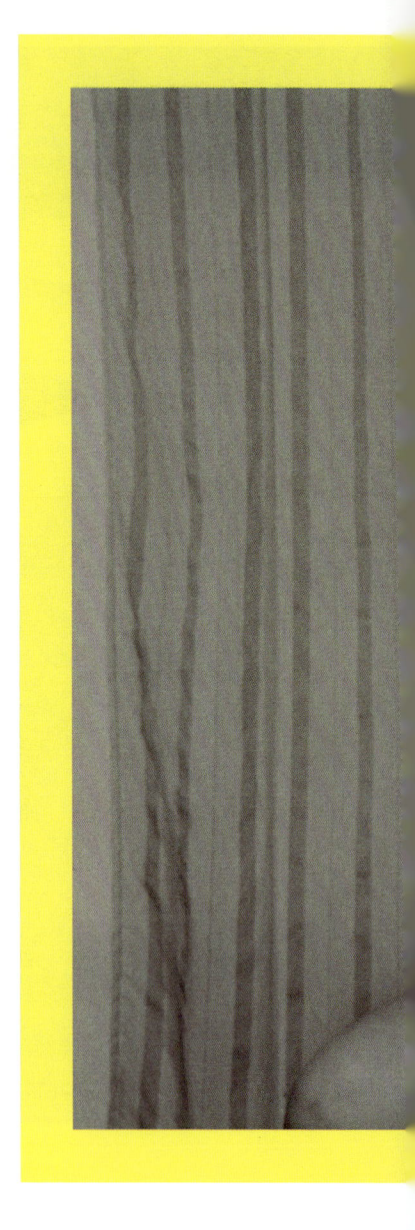

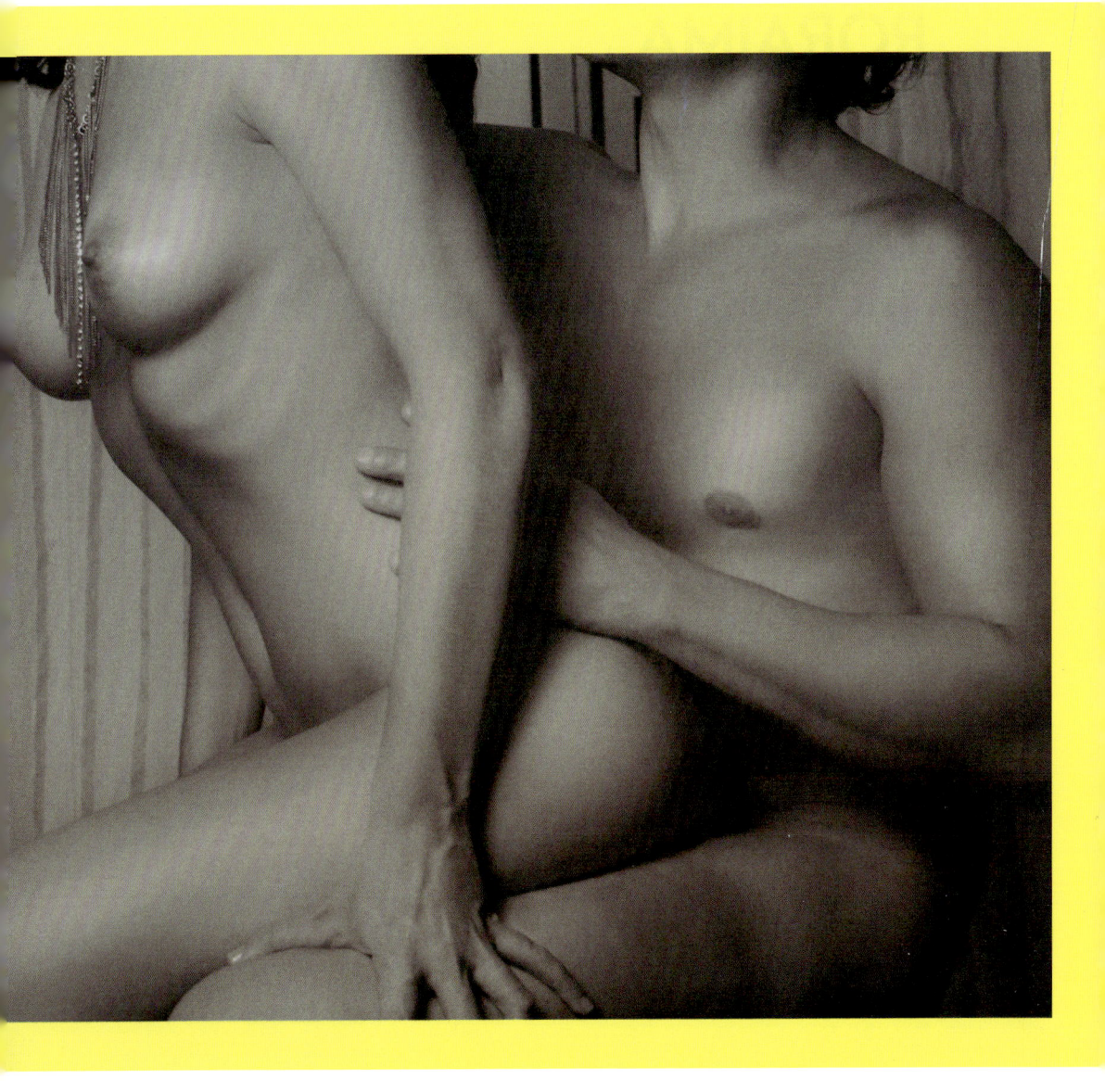

AS POSIÇÕES MAIS POPULARES

15

MONTE RORAIMA

O homem está deitado de barriga para cima, com as pernas dobradas e afastadas. Sua parceira senta em seu pau ereto, com as pernas abertas (posicionando-as na lateral dos quadris dele) e dando-lhe as costas. O homem pode apreciar o belo corpo da companheira, podendo acariciá-lo — inclusive ele pode perfeitamente brincar com o ânus da amante. Aqui é a mulher quem marca o ritmo da penetração, mas o homem pode, segurando a bunda da parceira, também ajudar no vaivém. Esta posição é agradável para ambos, especialmente quando os testículos roçam no clitóris.

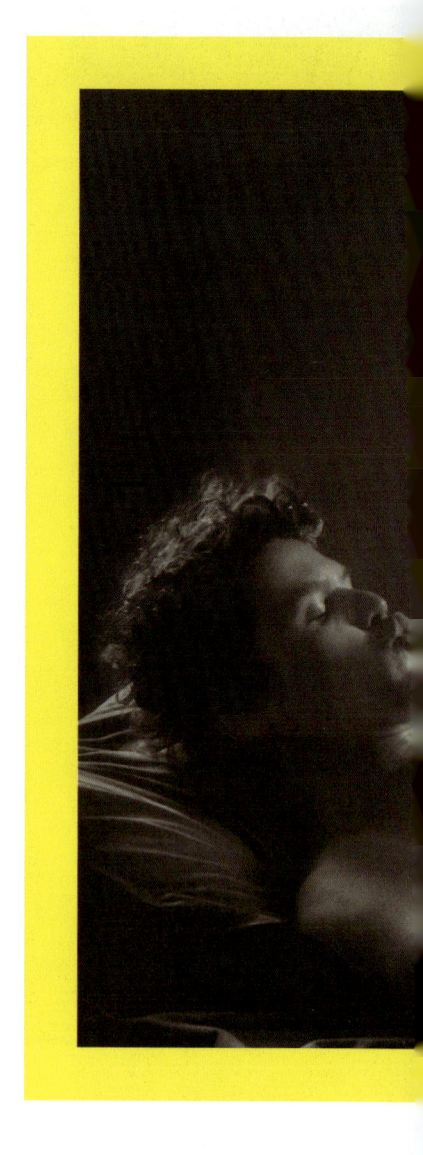

AS POSIÇÕES MAIS POPULARES

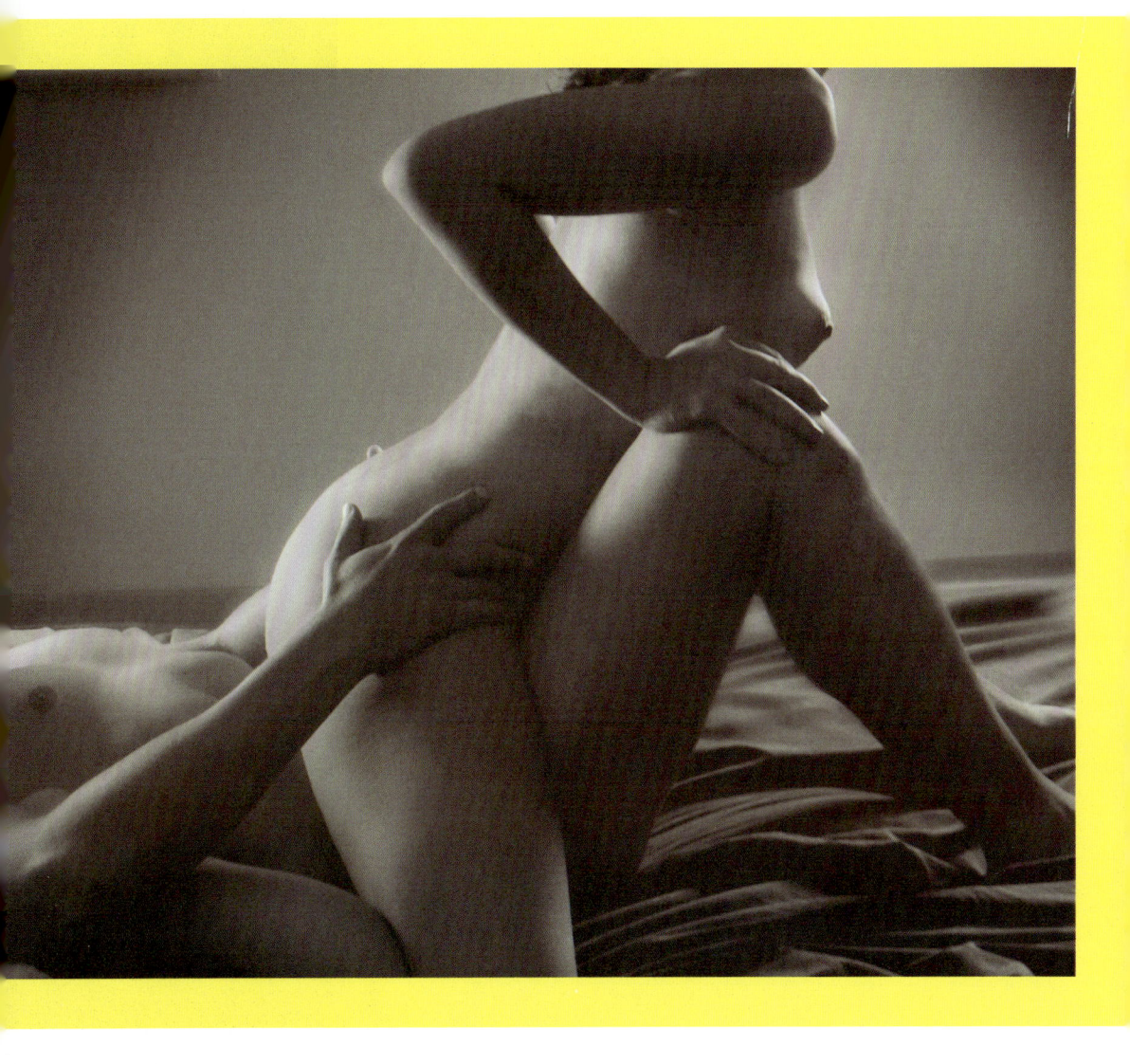

16

BELEZA QUE SE PÕE À MESA

Ela está com as costas apoiadas em uma mesa, com as pernas elevadas, dobradas e as coxas afastadas formado um "V". Apoia seus pés nos ombros do amante. Ele está de pé, em frente à mesa e a come com a "fome dos desvalidos". Para ajudar no encaixe perfeito, o homem pode usar as mãos para segurar a mulher pela cintura. Nesta posição, as paredes da vagina são fortemente estimuladas. Como num menu do chef, cheio de surpresas, o companheiro pode ousar nos movimentos com o pênis, levando-o às vezes para a direita, para esquerda e subindo na ponta dos pés.

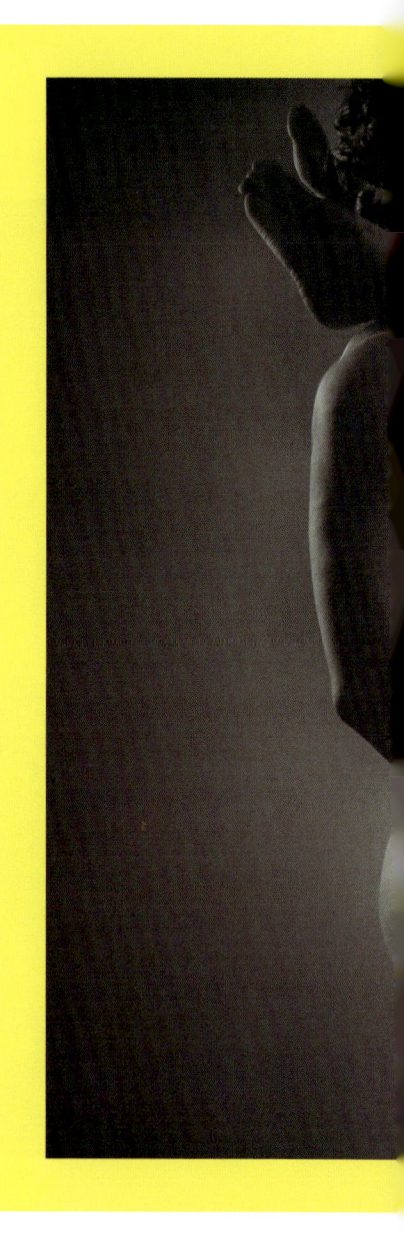

As posições mais populares

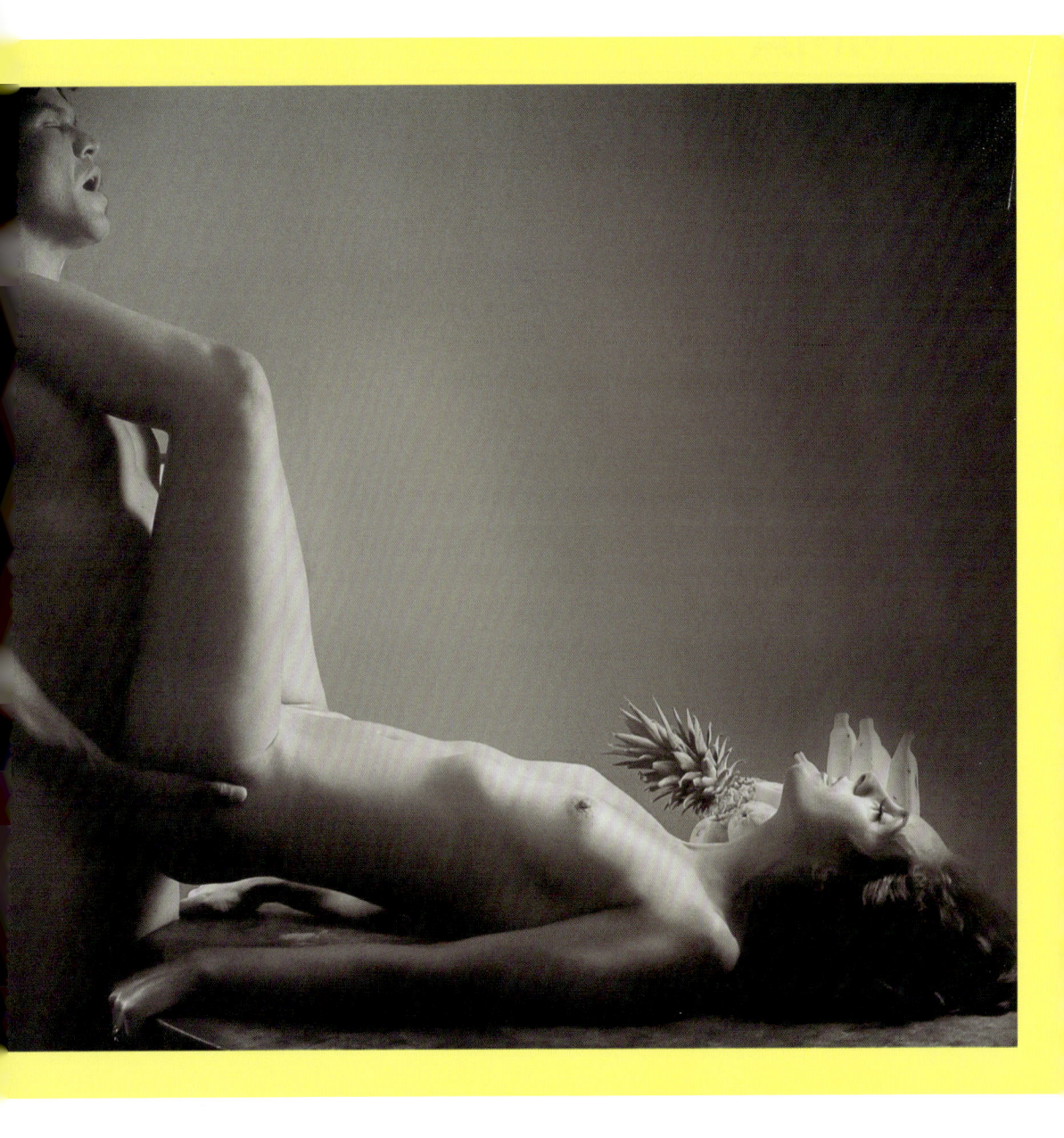

17

MMA

Ele se deita de costas e recolhe os joelhos até o peito. Ela se ajoelha na frente do parceiro com as pernas abertas e aproxima seu sexo do pênis ereto dele. Para se encaixar no amante, ela o puxa pelos braços, promovendo, assim, a penetração. Ela começa, então, o movimento de vaivém e ele também, como que tentando expulsá-la daquele posição. Como se fosse uma luta — observe que alguns músculos dele e dela estão tensos. Ideal para homens bem-dotados.

As posições mais populares

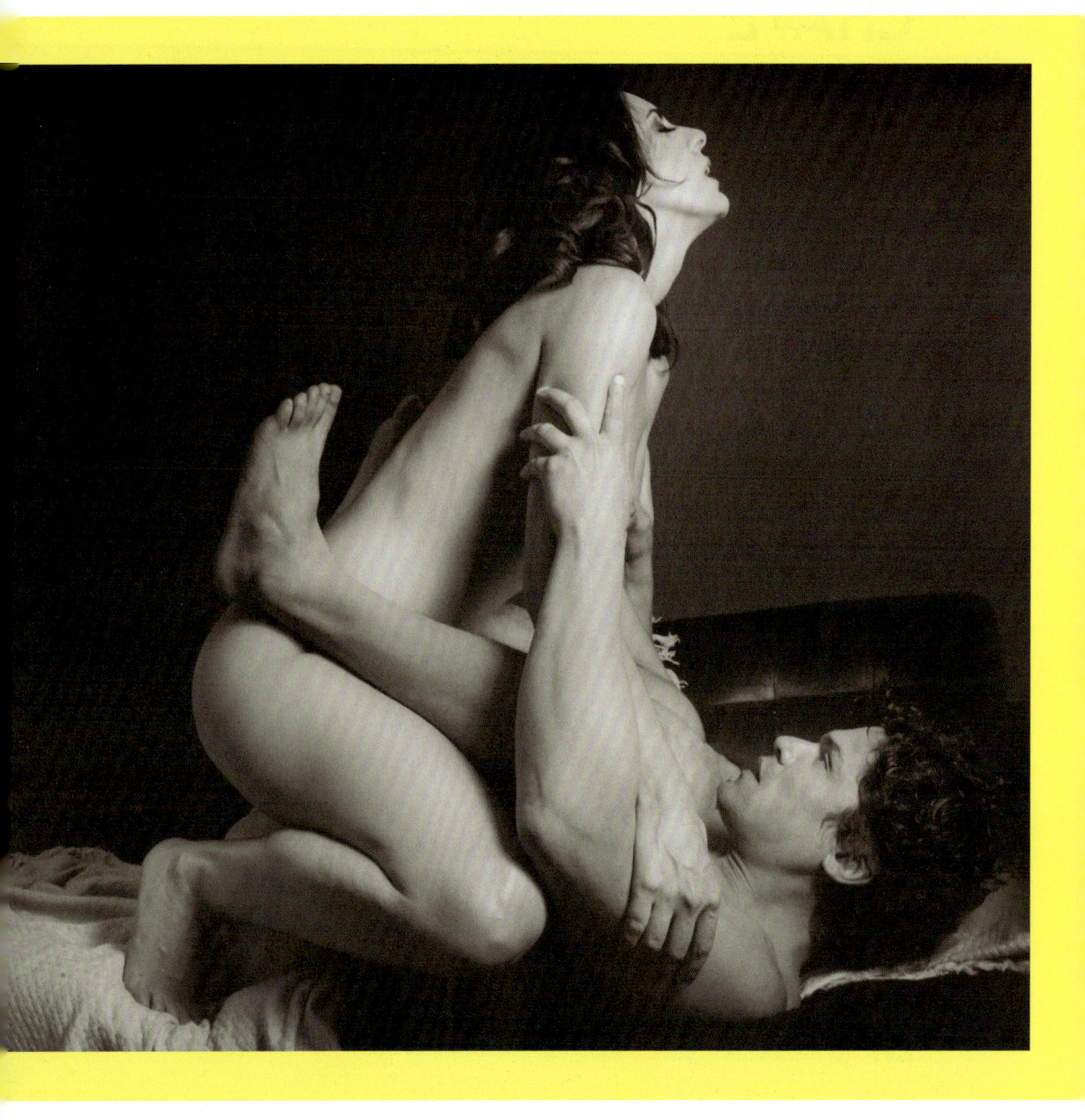

18

CHAVE DE PESCOÇO

Ele está sentado, com as pernas esticadas e os braços levemente dobrados atrás do corpo. Ela se senta de frente para o companheiro, sobre seu pênis ereto, dobrando as pernas e apoiando as panturrilhas nos ombros do amante — ela apoia os braços atrás das costas. Ambos usam a força dos braços para promover o vaivém que levará o casal ao ápice da relação sexual.

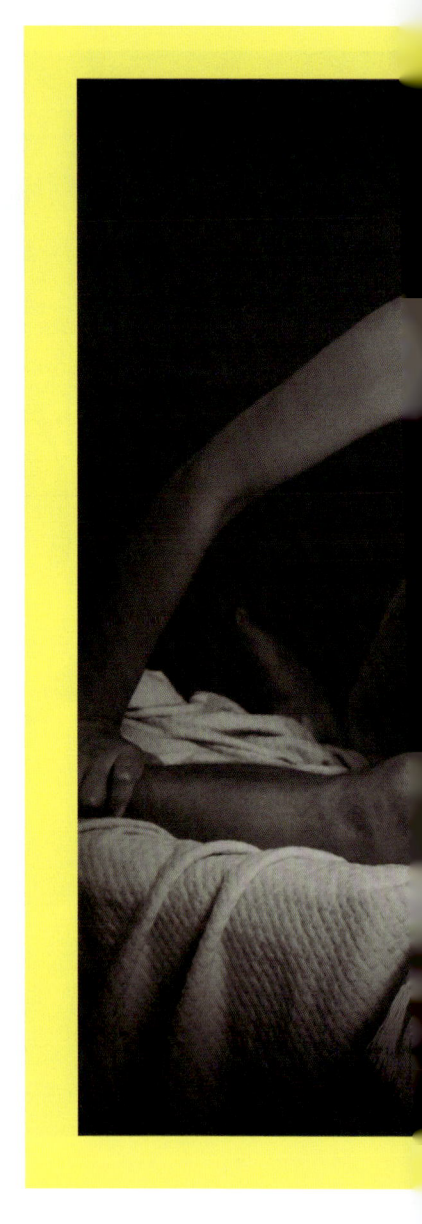

AS POSIÇÕES MAIS POPULARES

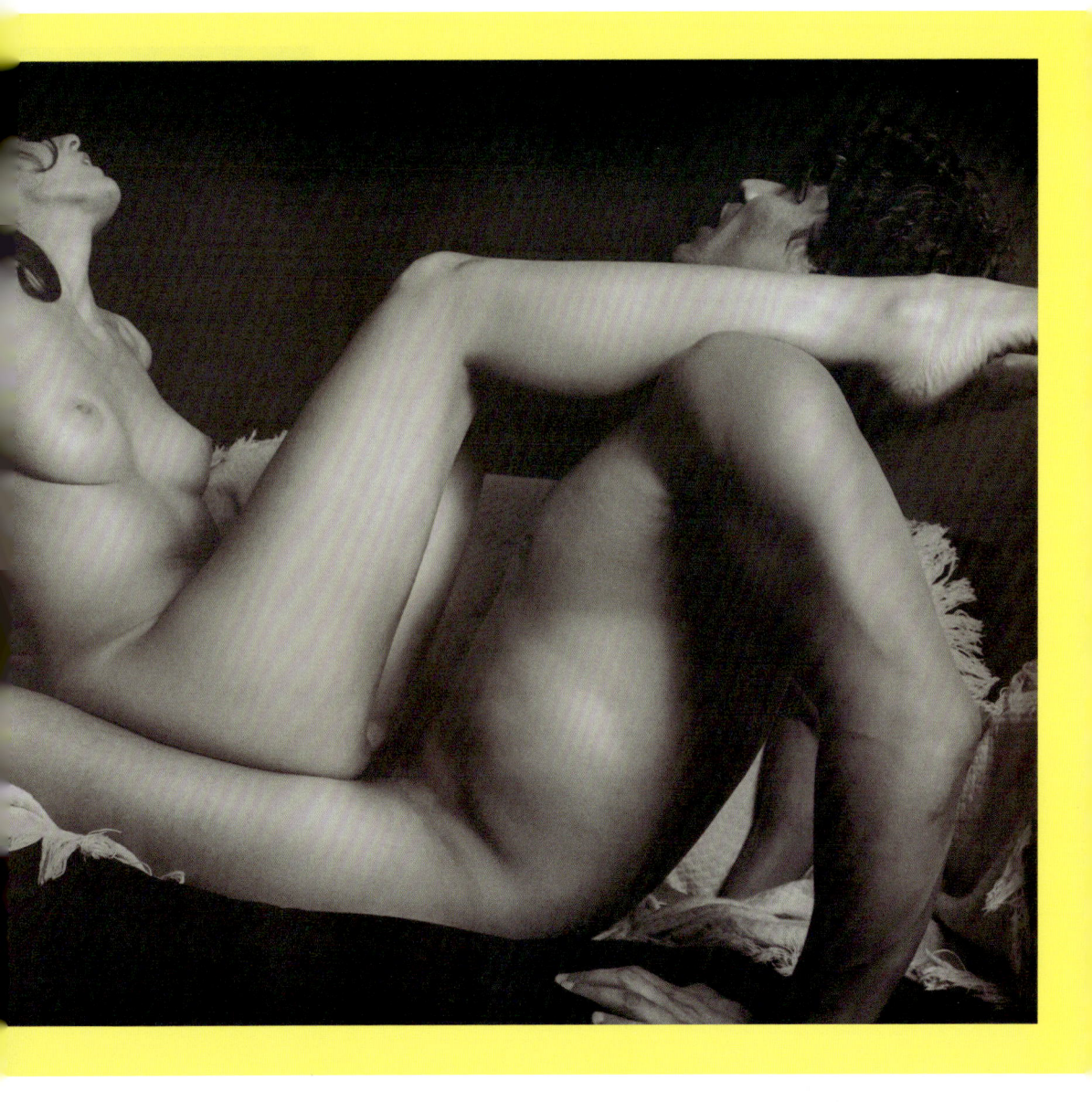

19

X DA QUESTÃO

Ela se deita à beira de uma mesa e ele se posiciona próximo, em pé. Ela estica as pernas para o alto e as cruza, apoiando-as nos ombros do parceiro. Ele a penetra e faz o movimento de vaivém, enquanto beija canela, panturrilha e entre os dedos da companheira. Ela pode se acariciar toda durante o ato nesta posição; é muito confortável para os dois.

As posições mais populares

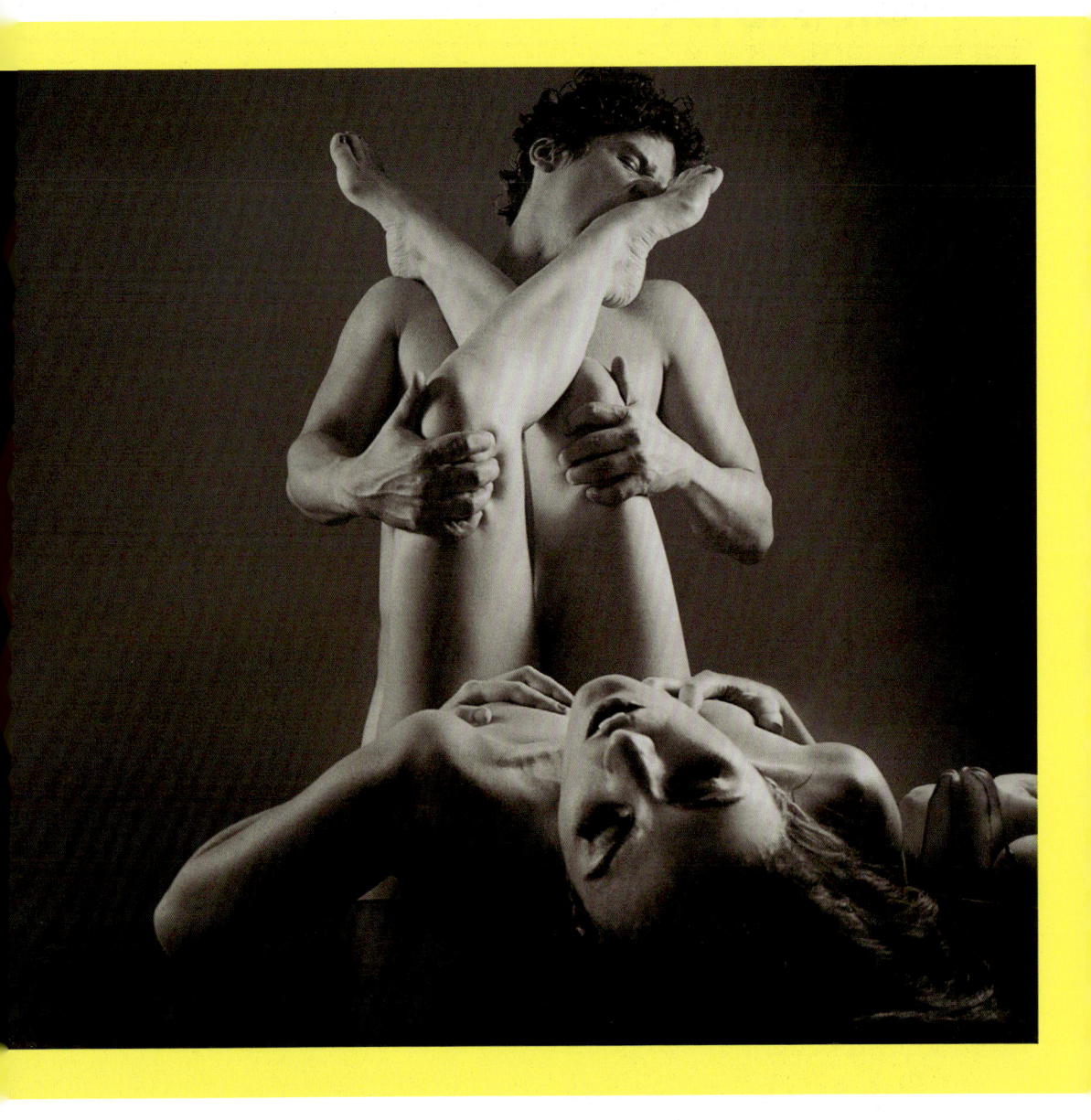

20

GINASTA

Ele está sentado com as pernas esticadas. Ela se senta sobre o pênis ereto do companheiro, dobrando os joelhos, que se acomodam ao lado do corpo do homem. Vagarosamente, ela se deita para trás, esticando-se toda e encaixando sua bunda entre as pernas dele. Ela controla o vaivém com a ajuda das pernas apoiadas na cama ou no sofá, enquanto o companheiro, com as mãos livres, pode acariciá-la por completo, inclusive o clitóris.

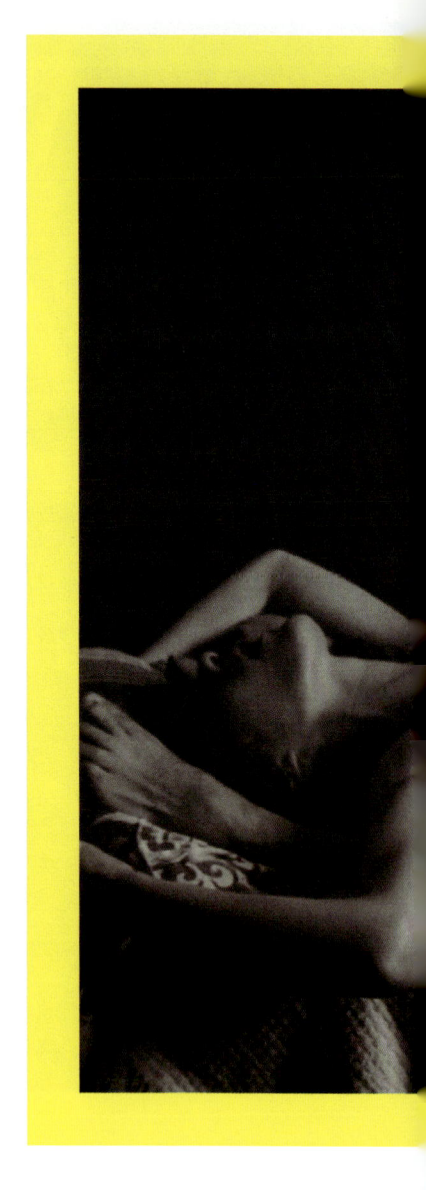

AS POSIÇÕES MAIS POPULARES

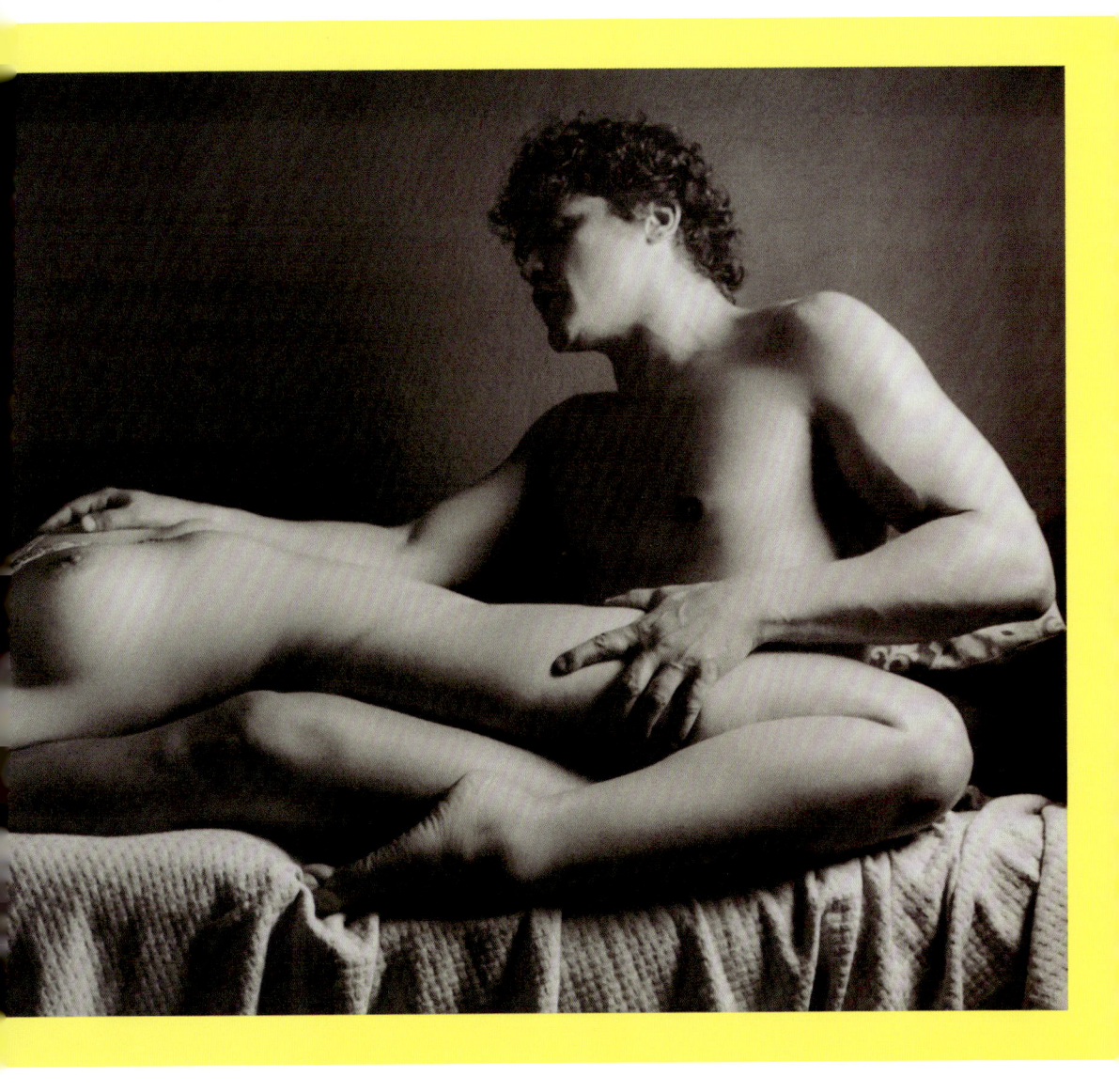

21

BEIJINHO DOCE

Os dois sentados um de frente para o outro, com os joelhos dobrados — os dela mais flexionados dos que os dele, enlaçando o corpo do parceiro. Eles aproximam os sexos e ele a penetra. Ambos movimentam seus quadris de modo a promover o prazer do casal — podem se segurar nas costas um do outro para permitir mais conforto. A mulher aperta os músculos do períneo para comprimir o pênis do parceiro. A posição é linda porque envolve ternura. Deve ser executada bem devagar, com delicadeza. É propícia para carinhos e beijos leves e doces. Não é hora de sexo afoito, mas de curtir longamente o momento.

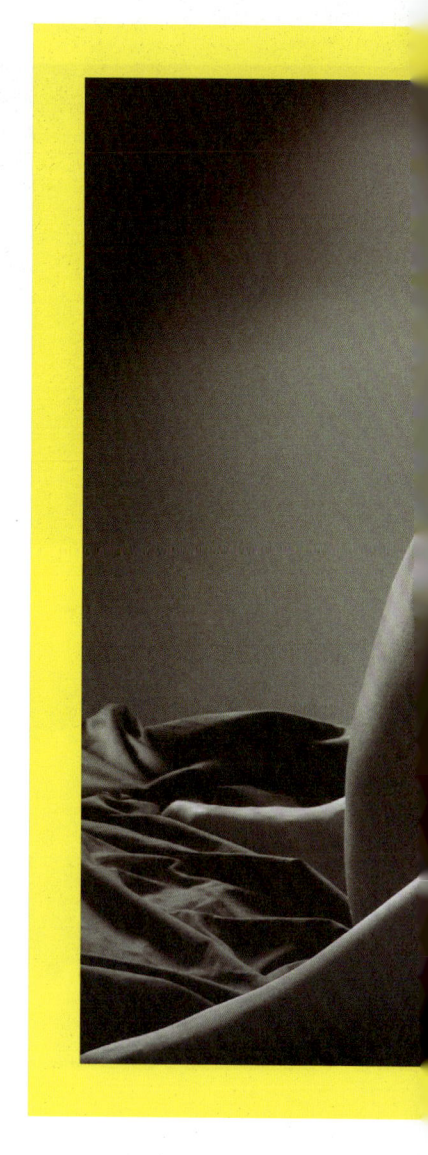

As posições mais populares

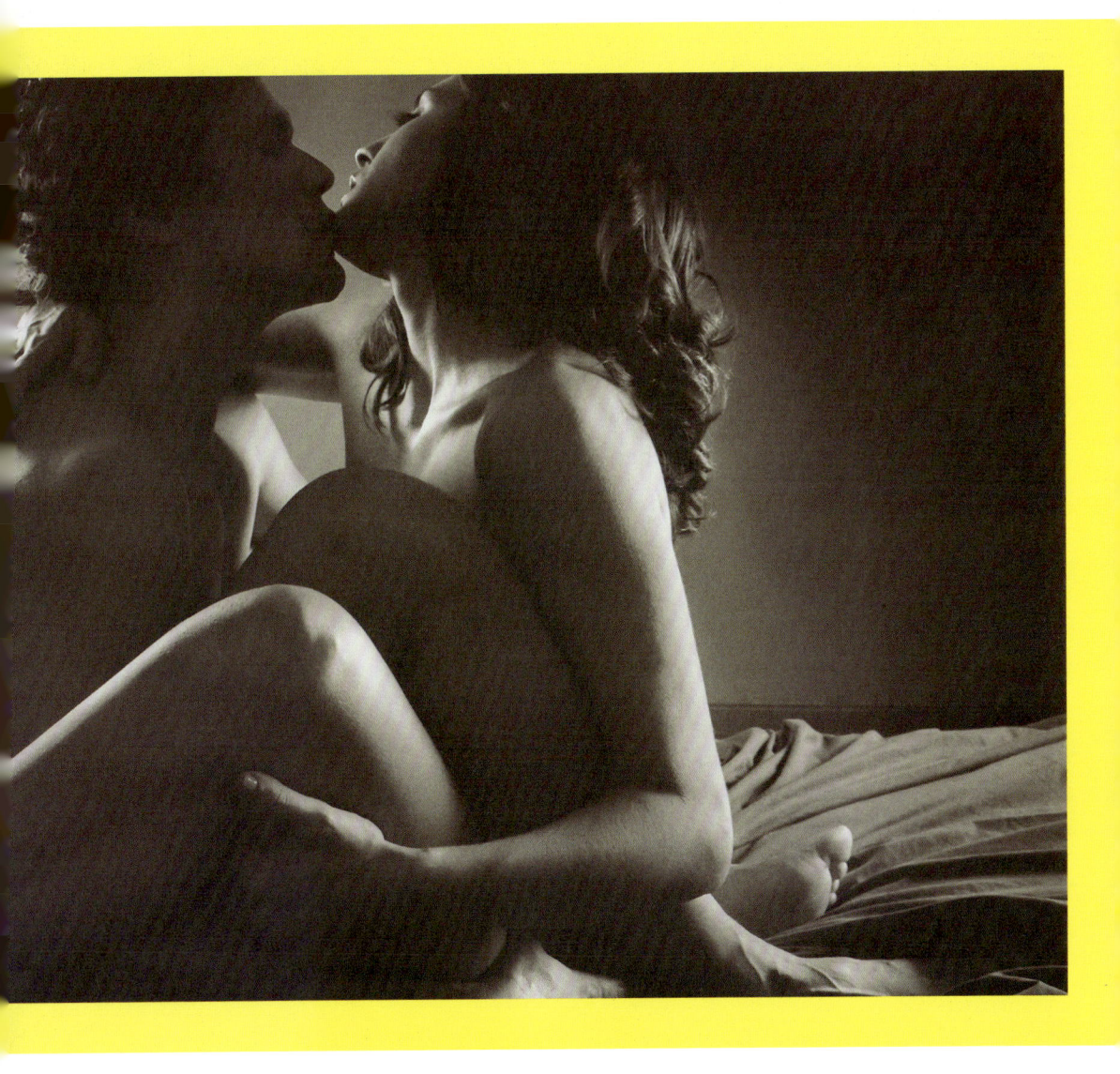

22

FORRÓ

O casal está em pé, abraçado, as bocas coladas uma à outra, os sexos unidos. As carícias são intensas, os beijos vorazes, os abraços apertados. A penetração é lenta, mas cadenciada, como se dançassem forró. A "união de pé" é interessante porque não há ponto de apoio, e todos os músculos do corpo atuam. Uma comunhão total!

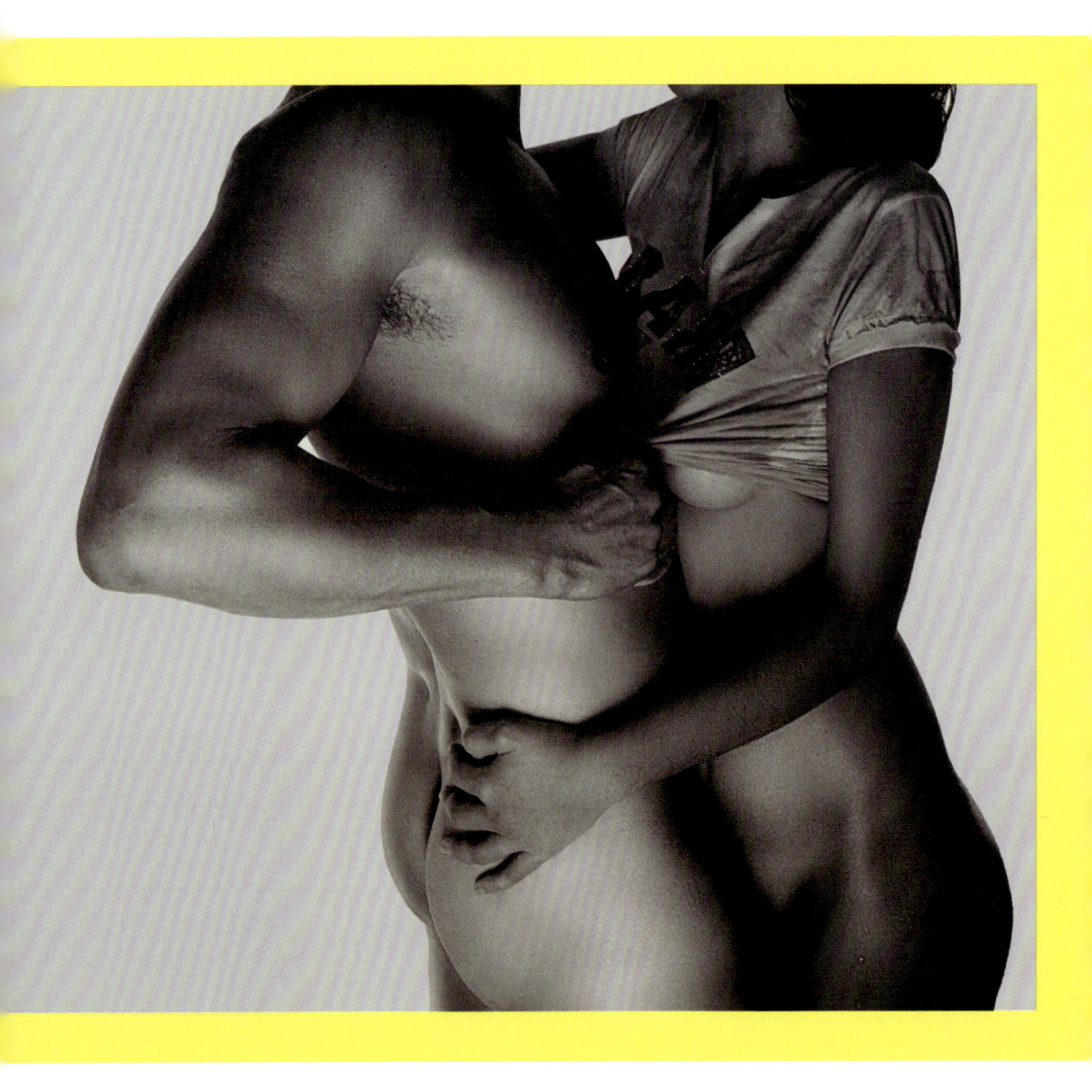

23

JABUTICABEIRA

Com a ajuda de um aparador, a mulher "trepa" no companheiro. Ela se senta na beira do móvel e enlaça o corpo do amante, que está em pé, com as pernas. Ele a penetra e começa o movimento de vaivém. Ela pode ajudar, ao enlaçar os braços no pescoço do amante e levantar um pouco sua bunda. Perto do ápice, se ela jogar a cabeça para trás, projetando a pélvis para frente, será uma explosão de prazer.

AS POSIÇÕES MAIS POPULARES

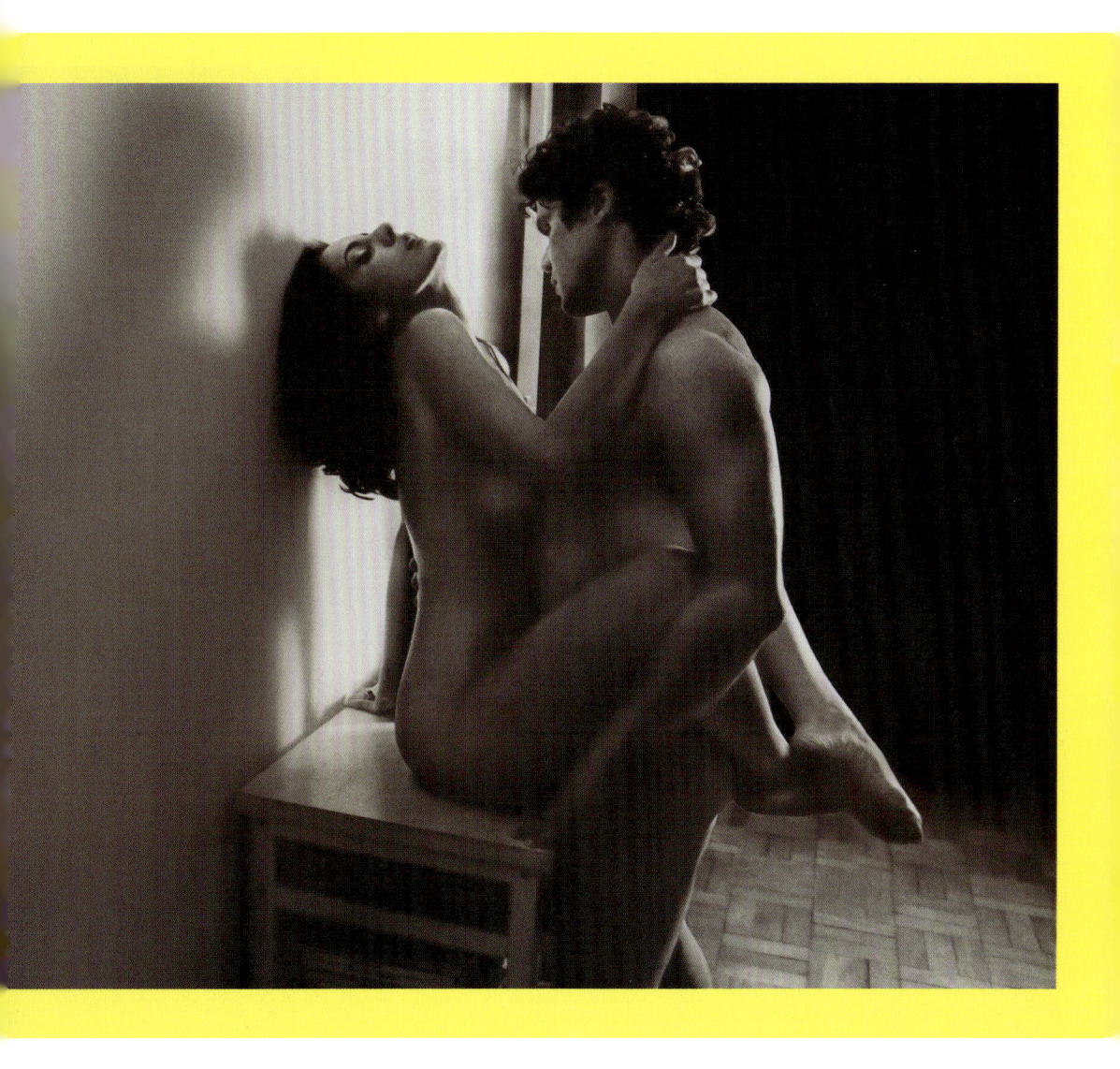

24

LADEIRA ABAIXO

O homem está ajoelhado na cama e a mulher se deita à sua frente, de barriga pra cima. Ela se apoia nos ombros e pescoço e eleva as pernas até os ombros do companheiro. Para ficar mais confortável, ela pode acomodar a cabeça num travesseiro ou almofada e segurar-se nas coxas do amante. Como a vulva fica à altura do pênis, já ereto, ele a penetra. Ela pode ou não afastar as pernas — pode ir alternando a posição dos membros ao longo do ato. Ele pode beijar as pernas e os joelhos da amante. É muito excitante para o homem, que vê seu membro entrar e sair da vulva de sua companheira.

As posições mais populares

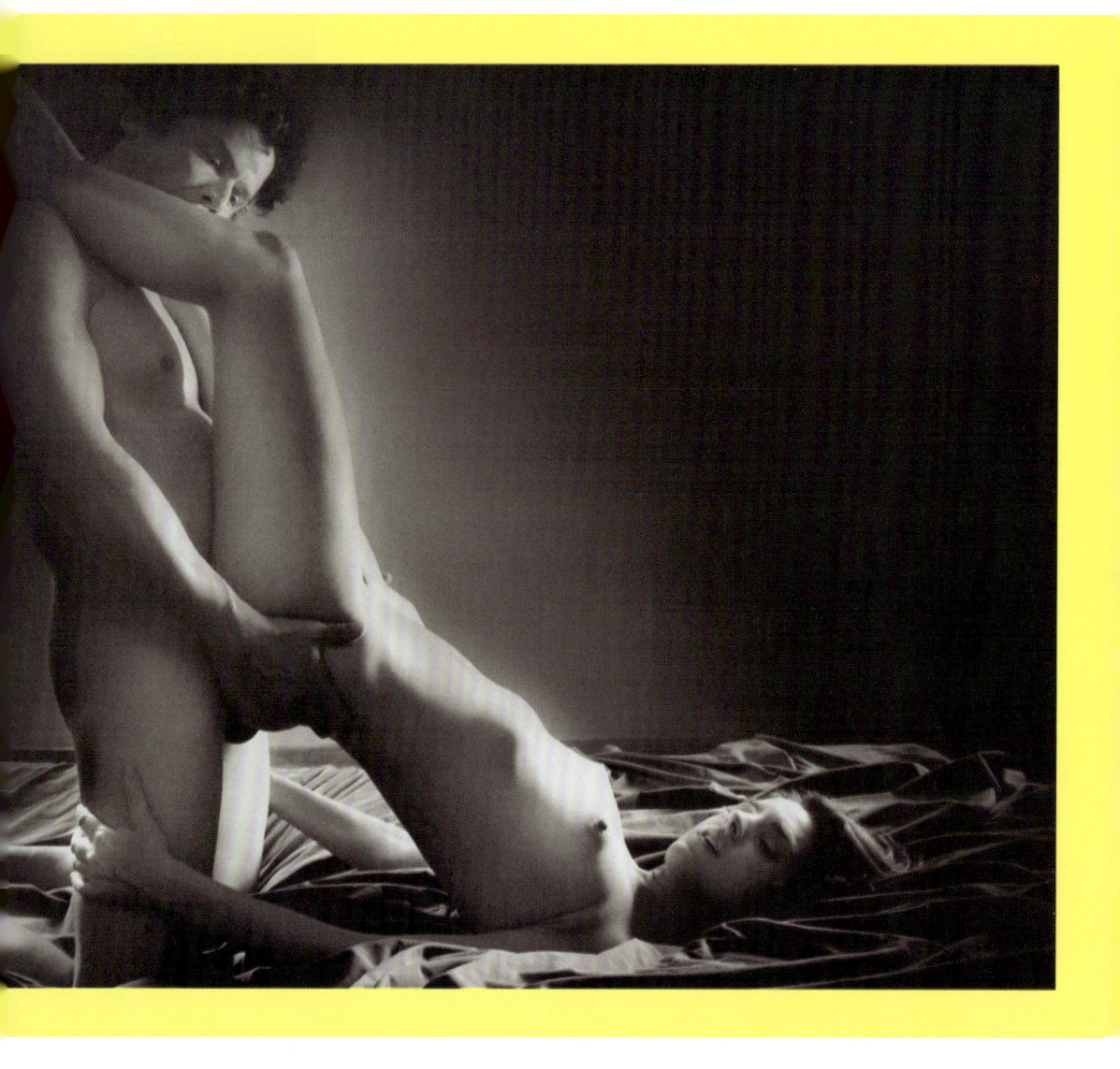

25

VOYEUR

Ideal para quem tem uma sacada para chamar de sua. A mulher está de pé, inclinada para frente e apoia os cotovelos no muro da sacada — quem não tiver sacada, pode usar um aparador ou mesa mais alta como apoio. Ele está de pé, atrás dela e com pernas ligeiramente dobradas. O homem, então, penetra seu pênis ereto na companheira e inicia o vaivém — a parceira também pode ajudar nesse movimento, mexendo a pélvis com vigor. Tanto o homem quanto a mulher podem apreciar bastante já que o pênis penetra bem fundo nesta posição.

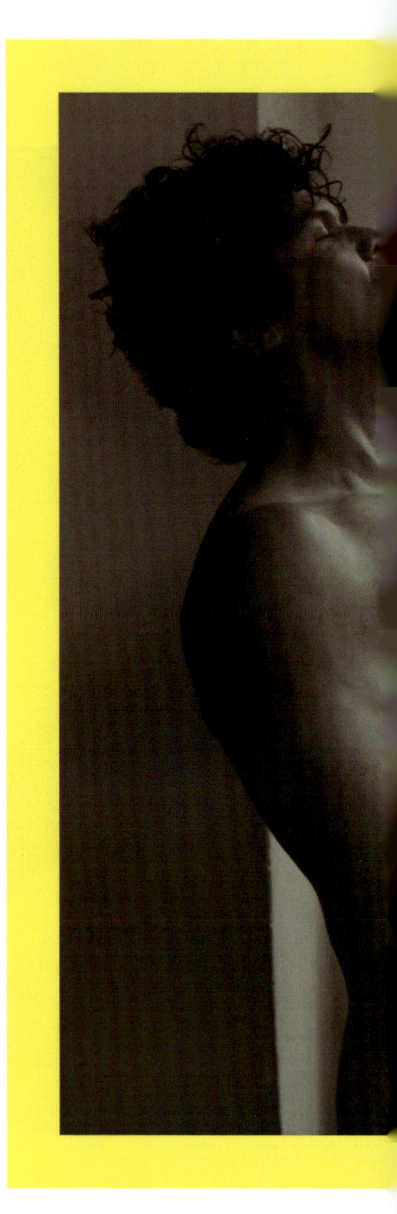

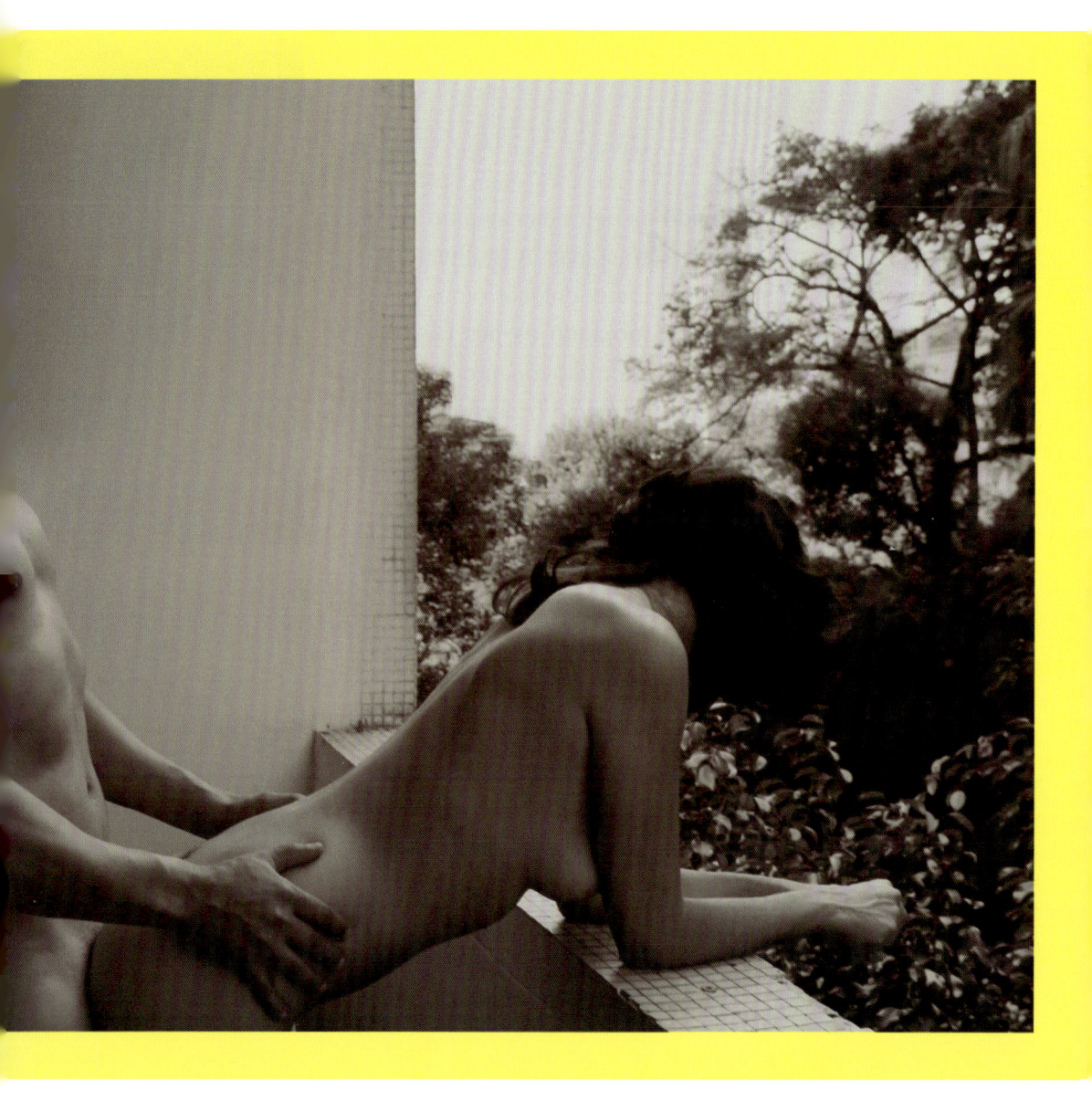

26

FEIJOADA

O homem está sentado na beira da cama ou do sofá, com as coxas afastadas. A mulher se senta em seu pênis ereto, enlaça a cintura do companheiro, apoiando os pés na cama ou sofá. Ele começa o movimento de vaivém enquanto ela comprime o períneo, apertando o pênis do parceiro. No meio do caminho do orgasmo, ela tomba o torso para trás, se esticando toda — para manter o equilíbrio, a mulher segura nos braços do parceiro. Dessa maneira, seu clitóris será massageado e ela logo atingirá o clímax. Uma delícia de posição, como a iguaria mais famosa da gastronomia brasileira.

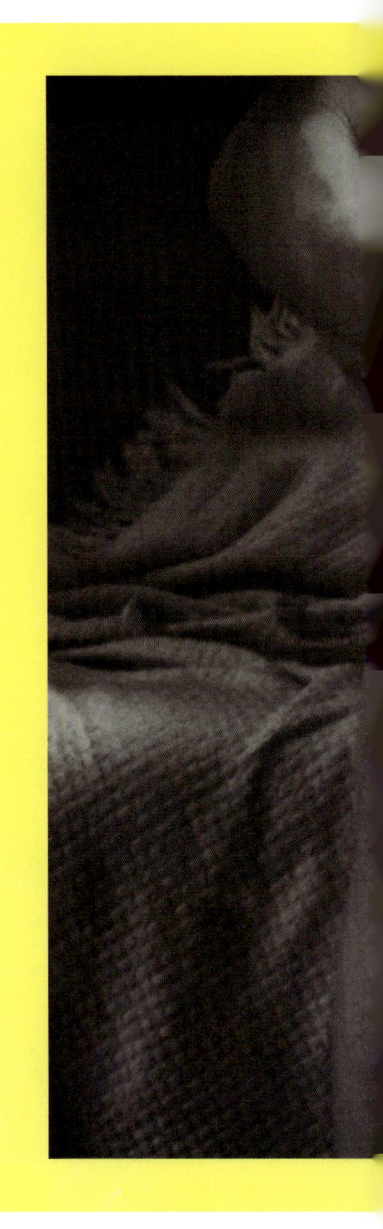

As posições mais populares

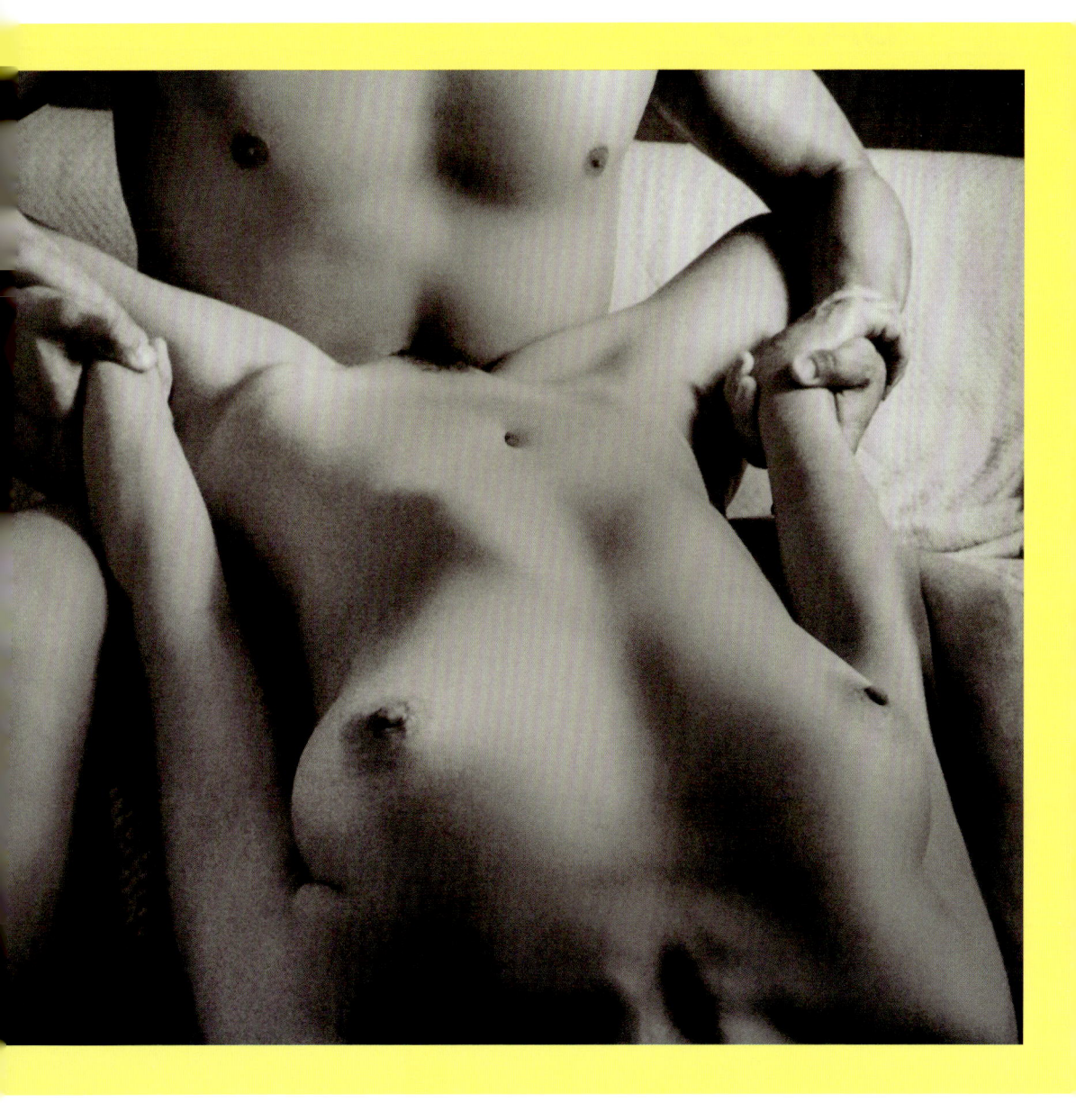

27

BAIÃO DE DOIS

Ele está deitado, com as pernas estendidas e levemente afastadas. Ela se senta de lado e em cima de seu pênis ereto. A parceira cavalga seu parceiro e usa as mãos apoiadas em suas próprias pernas, dobradas e apoiadas na cama para fazer o movimento de vaivém, como uma dança de acasalamento. O homem usa as mãos livres para acariciar partes erógenas da companheira, como bunda, seios, mamilos e boca.

As posições mais populares

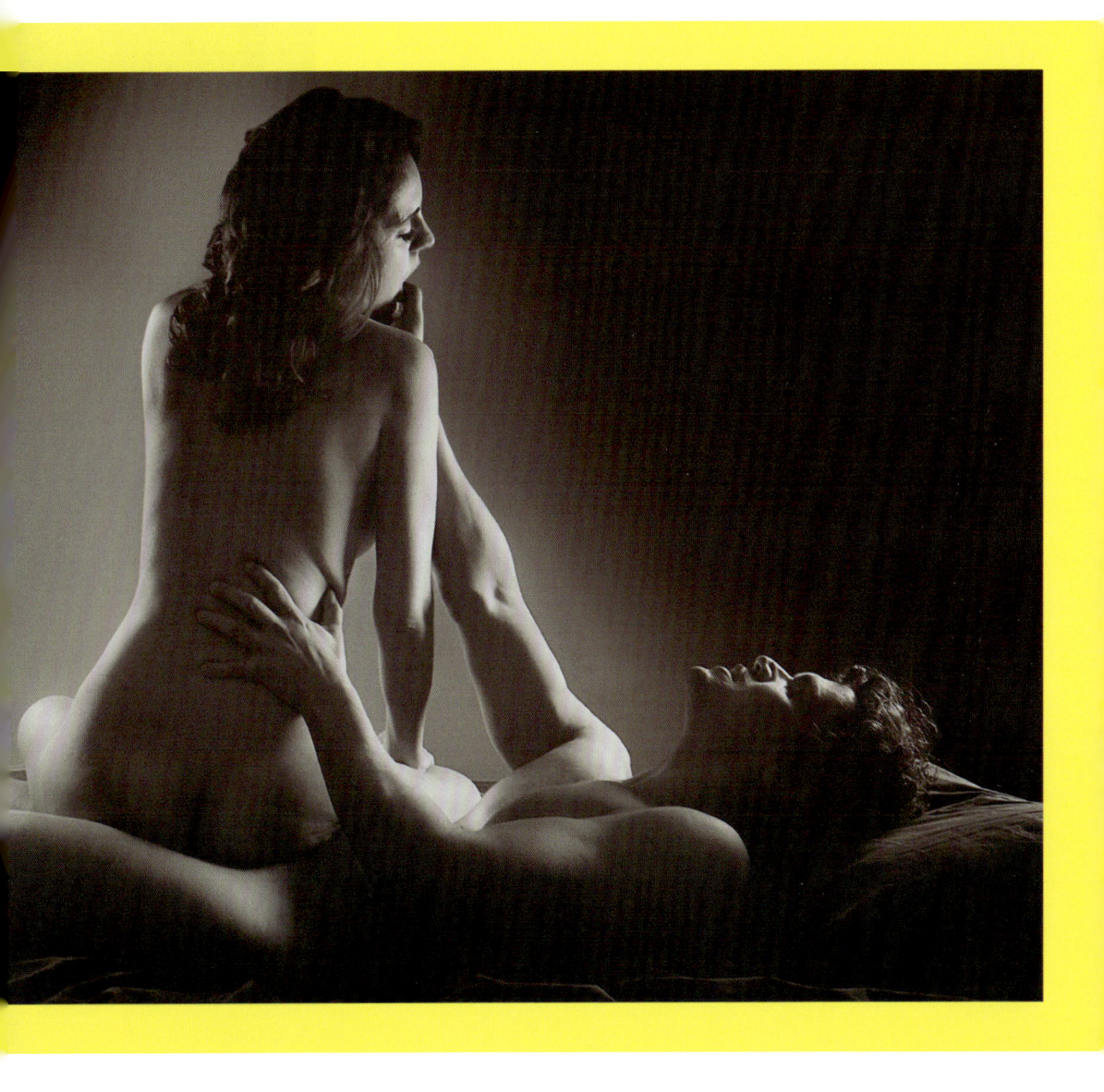

28

XAXADO

Deitada de barriga para baixo, apoiada nos cotovelos, nos joelhos e escorada por almofadas, a mulher afasta levemente as coxas para permitir a penetração do pênis de seu parceiro. Ele, por sua vez, se apoia nos joelhos e inclina seu corpo sobre as costas da amante. Os dois precisam se mover de maneira sincronizada para atingirem, juntos, o ápice. Esta posição proporciona muito prazer à mulher já que os testículos roçam em sua vagina.

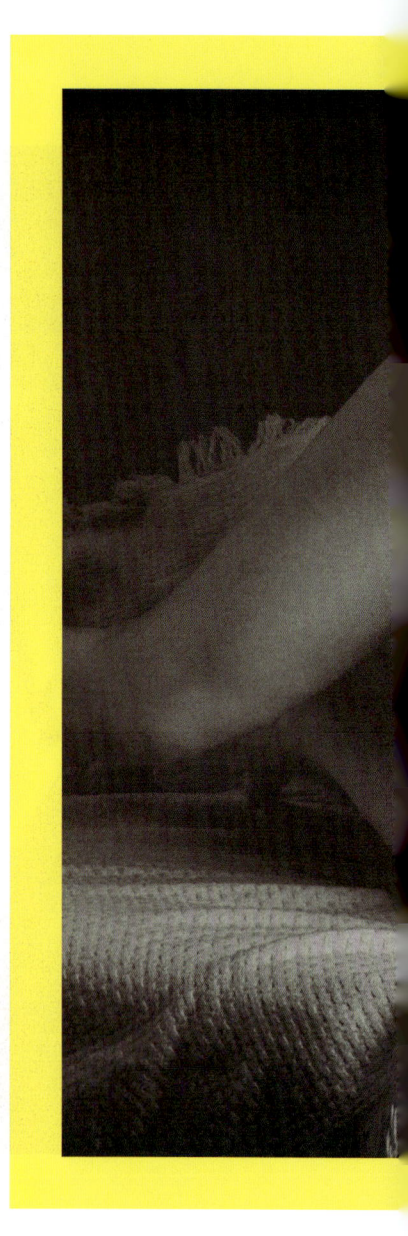

As posições mais populares

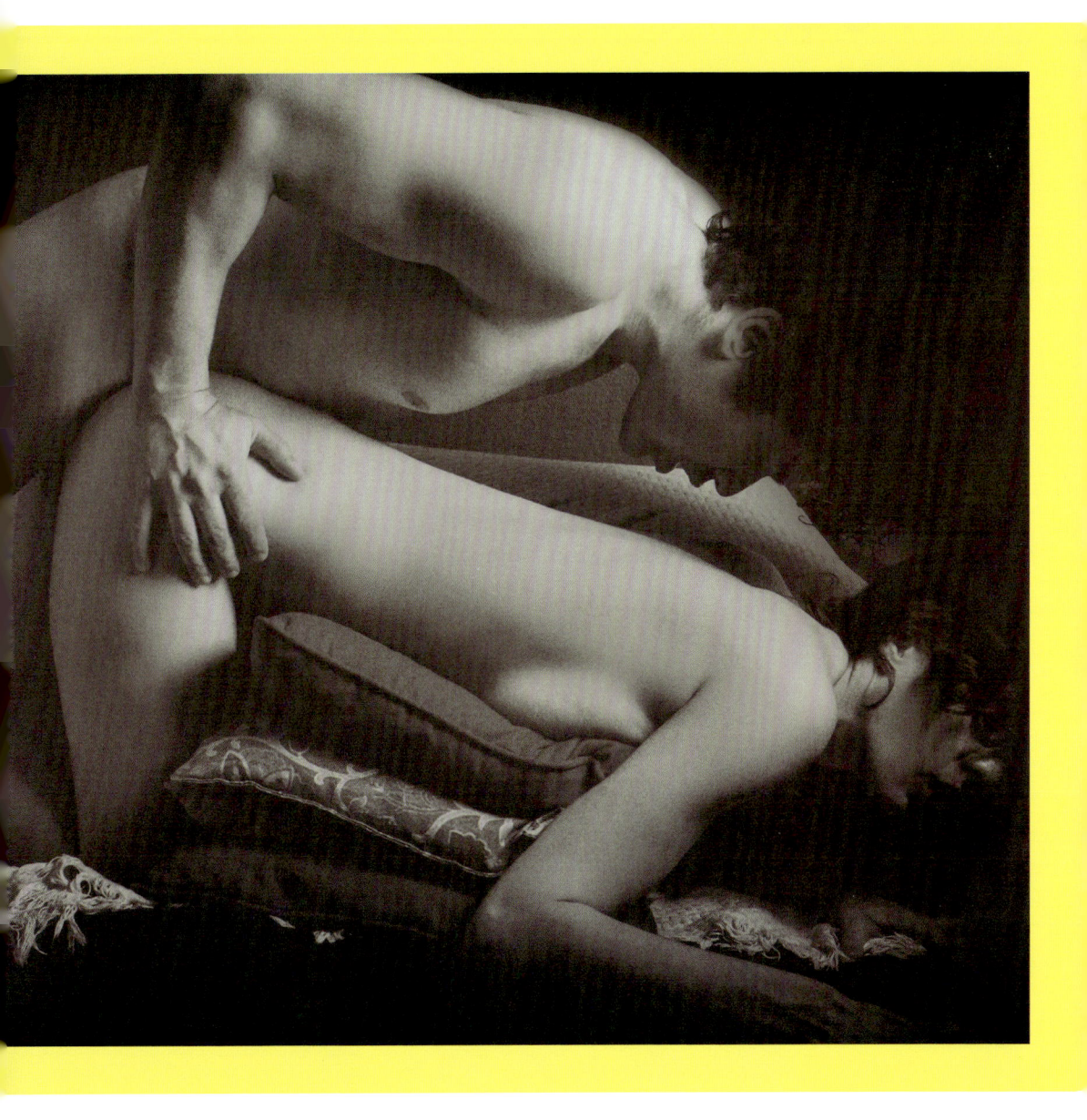

29

PUÇÁ

Com a mulher deitada de barriga para baixo, o homem ajoelha-se, com as pernas abertas e postadas na lateral do corpo da companheira. Com vigor, mas sem violência, ele penetra a vagina da amante por trás e faz o movimento de vaivém. Se o casal se permitir, ele pode puxar os cabelos da companheira e ela pode apertar a bunda do amante — tudo permitido e consentido, num jogo sexual intenso.

AS POSIÇÕES MAIS POPULARES

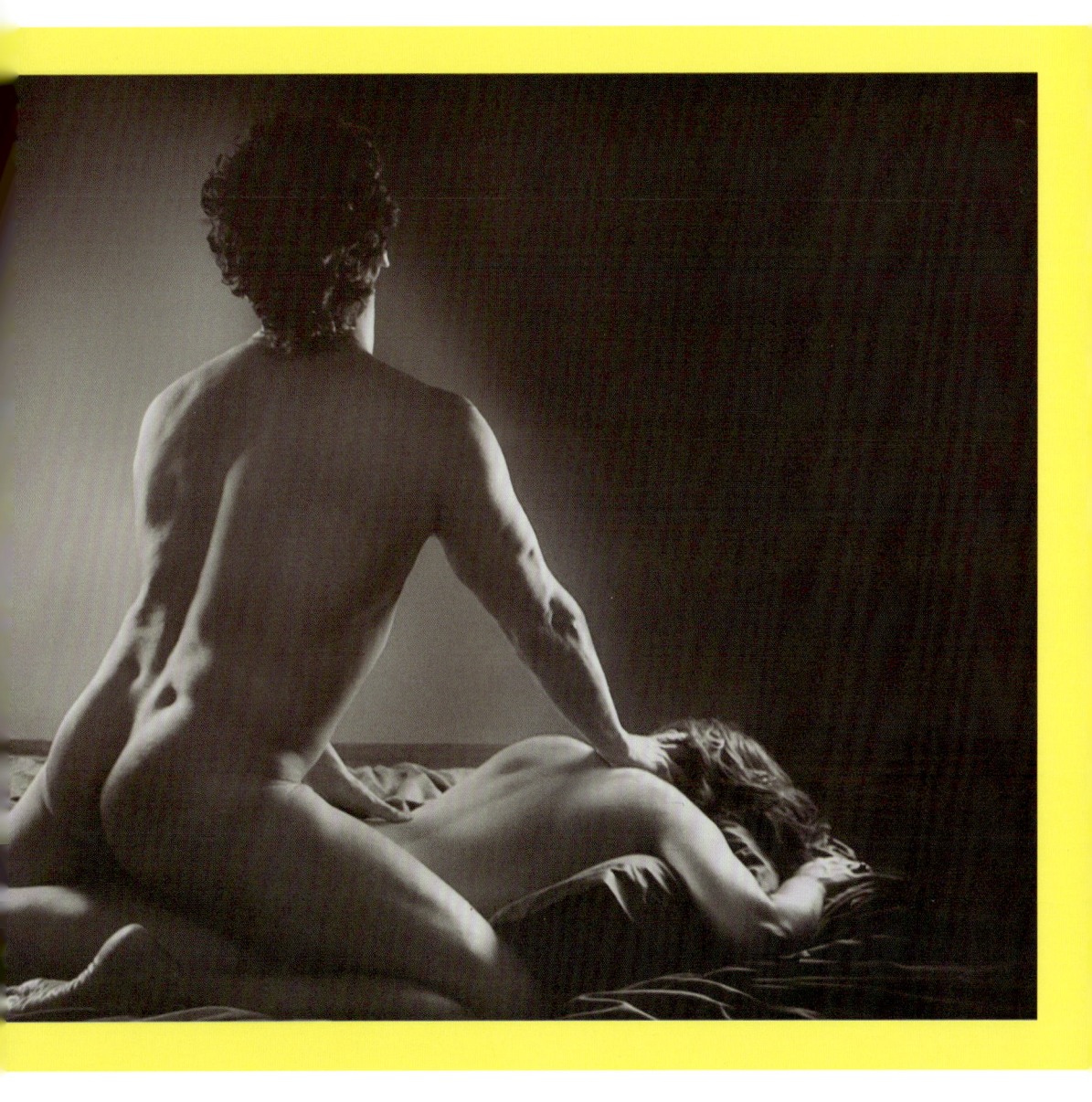

30

MALABARISTA

A mulher está deitada de lado, com as pernas levemente dobradas. O homem se ajoelha atrás dela e acomoda uma das pernas da amante em seu ombro. Ele se posiciona entre as coxas, agora bem abertas, da companheira e a penetra com seu pênis ereto. Ele é quem controla o movimento de vaivém e, com as mãos livres, ele pode massagear as partes erógenas dela. A mulher, por sua vez, também pode se tocar, principalmente no clitóris, o que a ajudará a chegar ao orgasmo mais rapidamente.

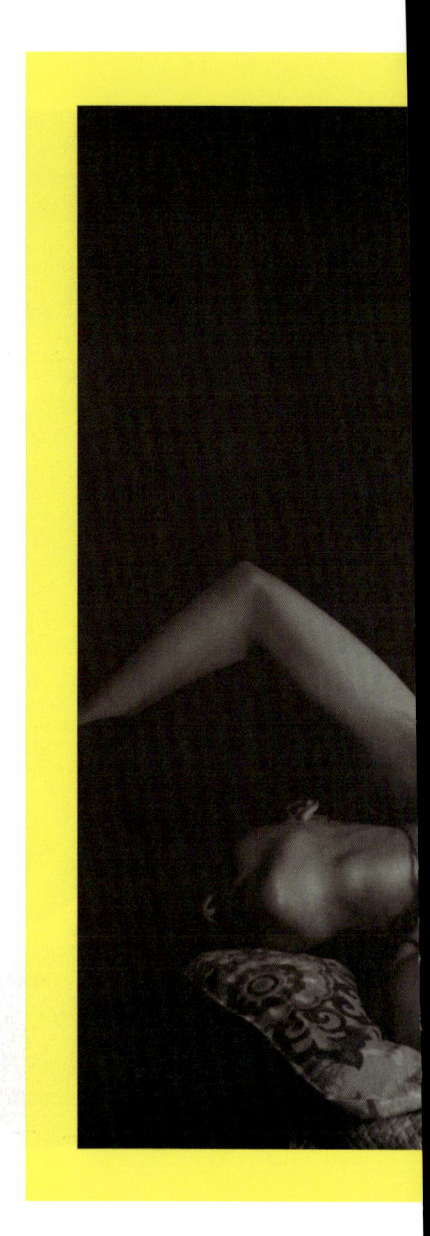

AS POSIÇÕES MAIS POPULARES

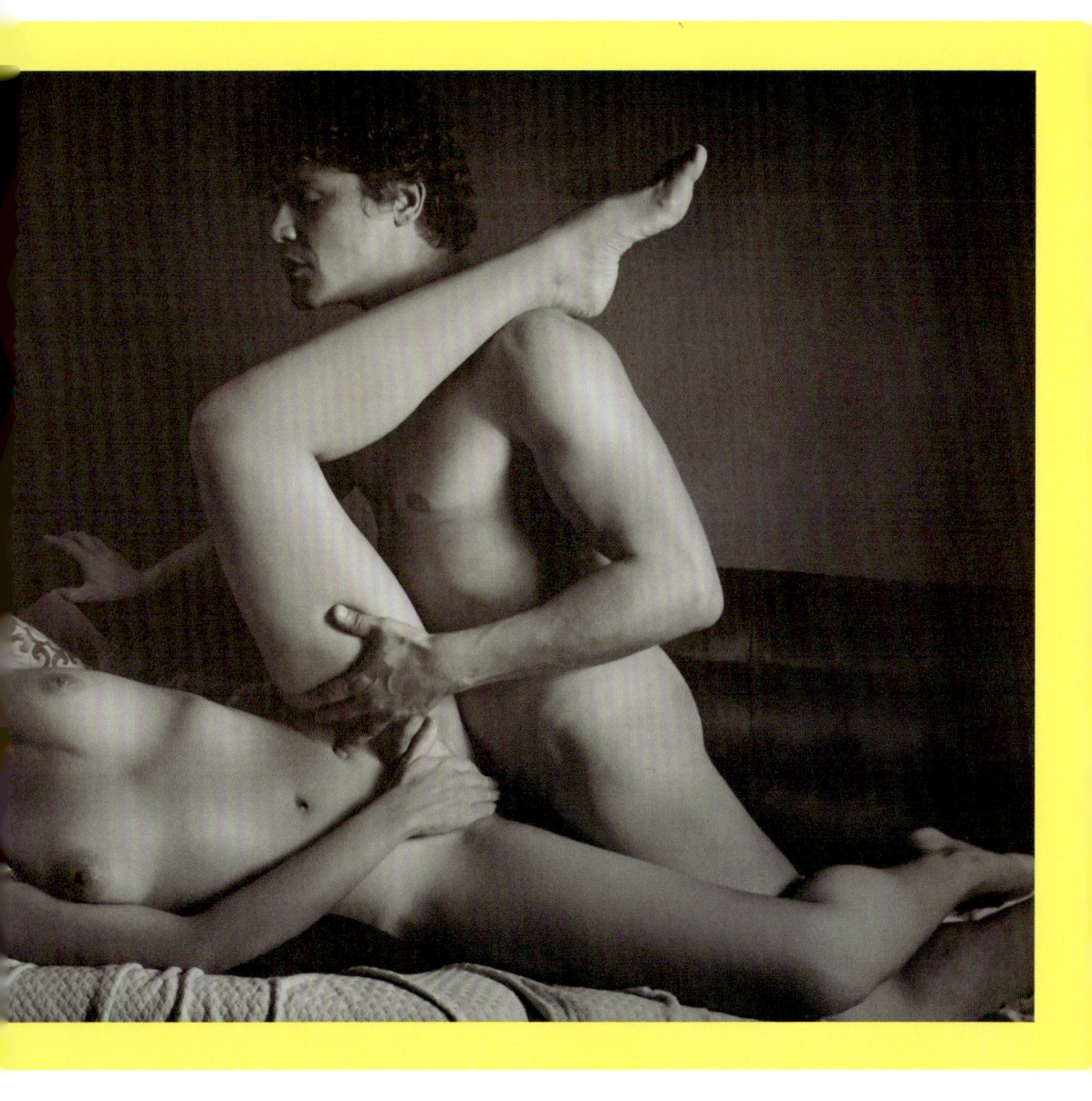

31

NA BALADA

A mulher está de pé. Então, dobra o corpo, apoiando-se no assento de um banco ou cadeira. Estica uma das pernas e dobra levemente a outra. Ele se posta atrás dela, de pé, e roça o sexo da companheira com o seu pênis já ereto. Conforme a excitação da companheira aumenta e, consequentemente, sua lubrificação, ele a penetra. Para facilitar a penetração, a mulher pode ficar na ponta dos pés ou colocar um sapato de salto.

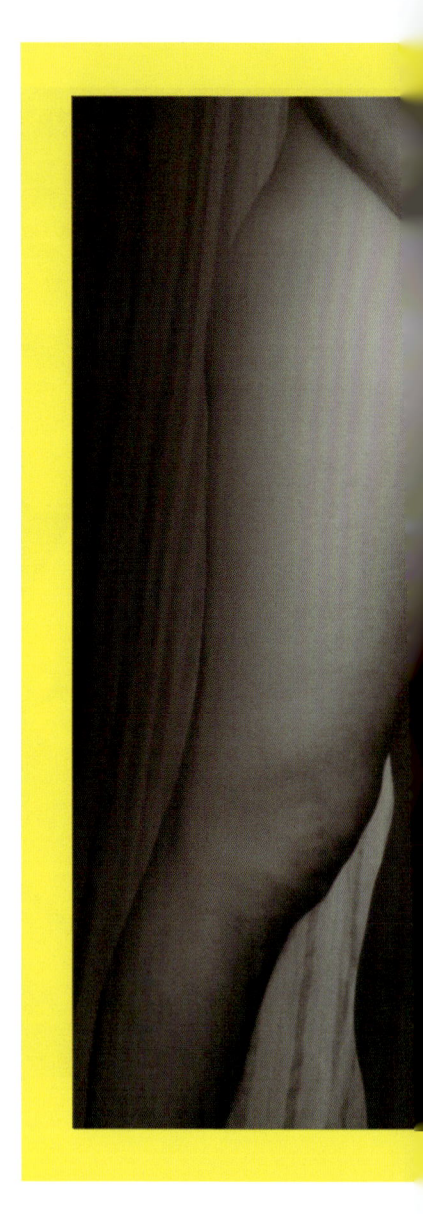

As posições mais populares

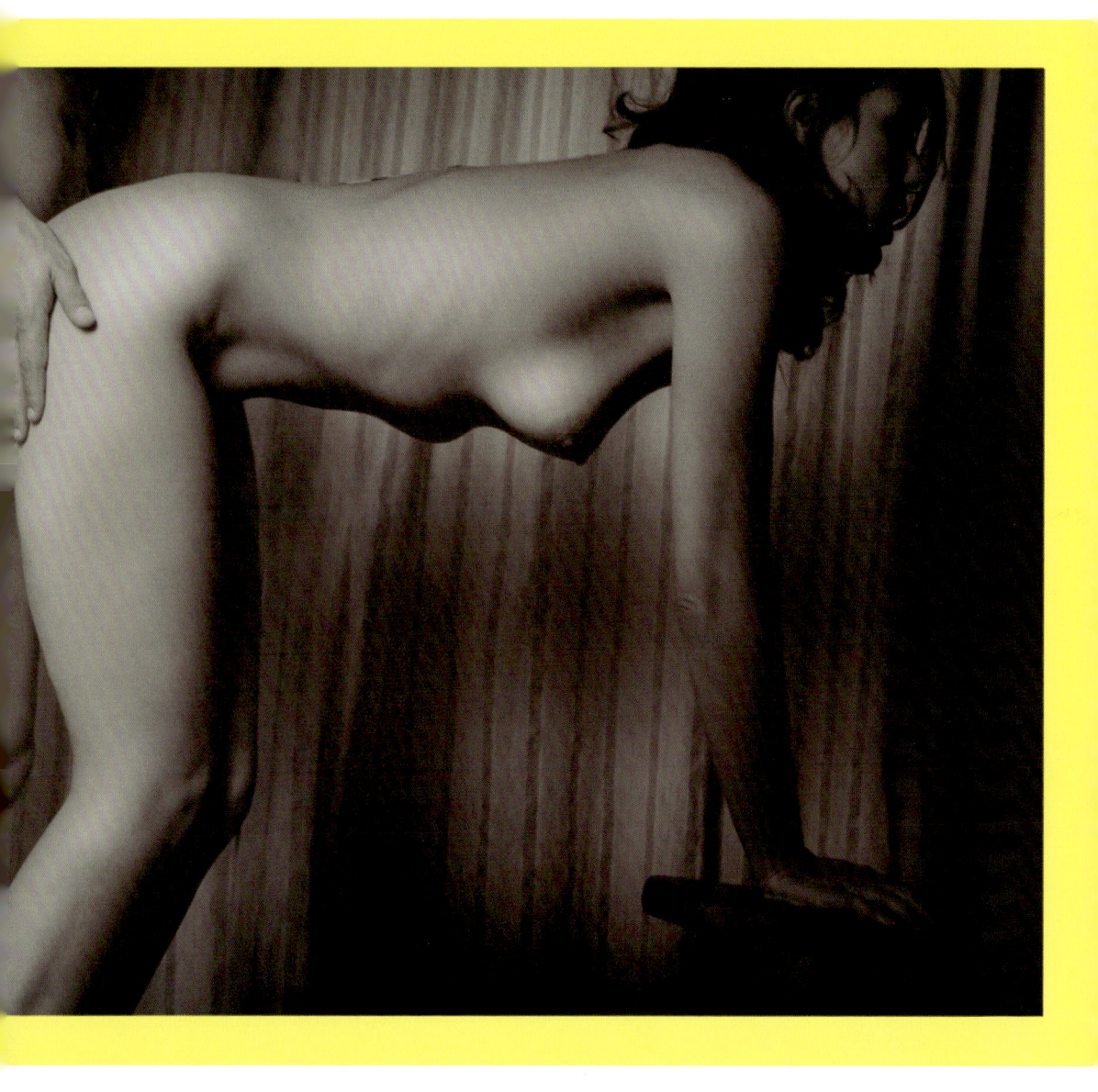

32

CARRIOLA

Ela está deitada de barriga pra baixo e fica de quatro — se estiver na cama, ela apoia os antebraços em almofadas ou, no sofá, apoia no braço do móvel, de modo a elevar a pélvis. Ele, por trás e de pé, se aproxima da amante e segura as coxas dela, afastando-as. Então se acomoda entre as pernas da parceira, aproxima-se de sua vagina e a penetra. Aqui o controle do vaivém é totalmente do homem. A mulher sente grande prazer quando os testículos do companheiro roçam seu clitóris bem exposto.

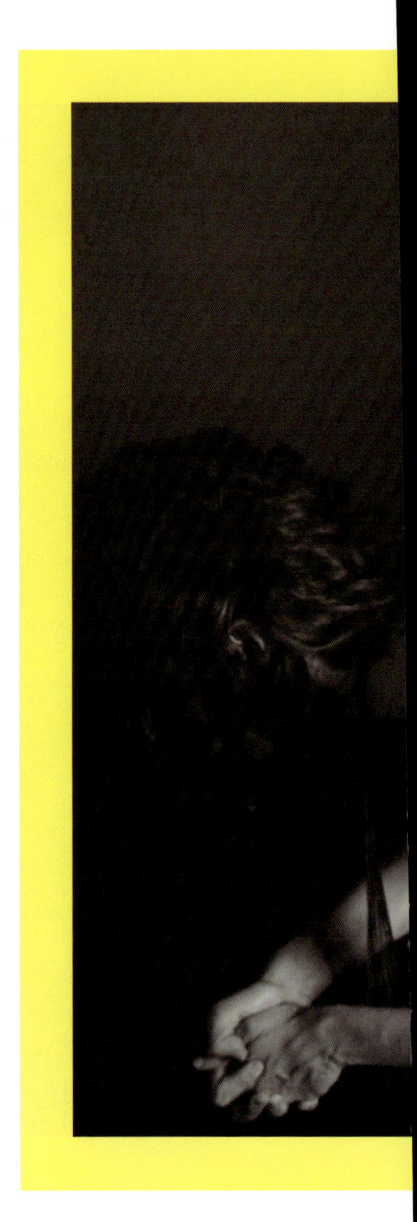

As posições mais populares

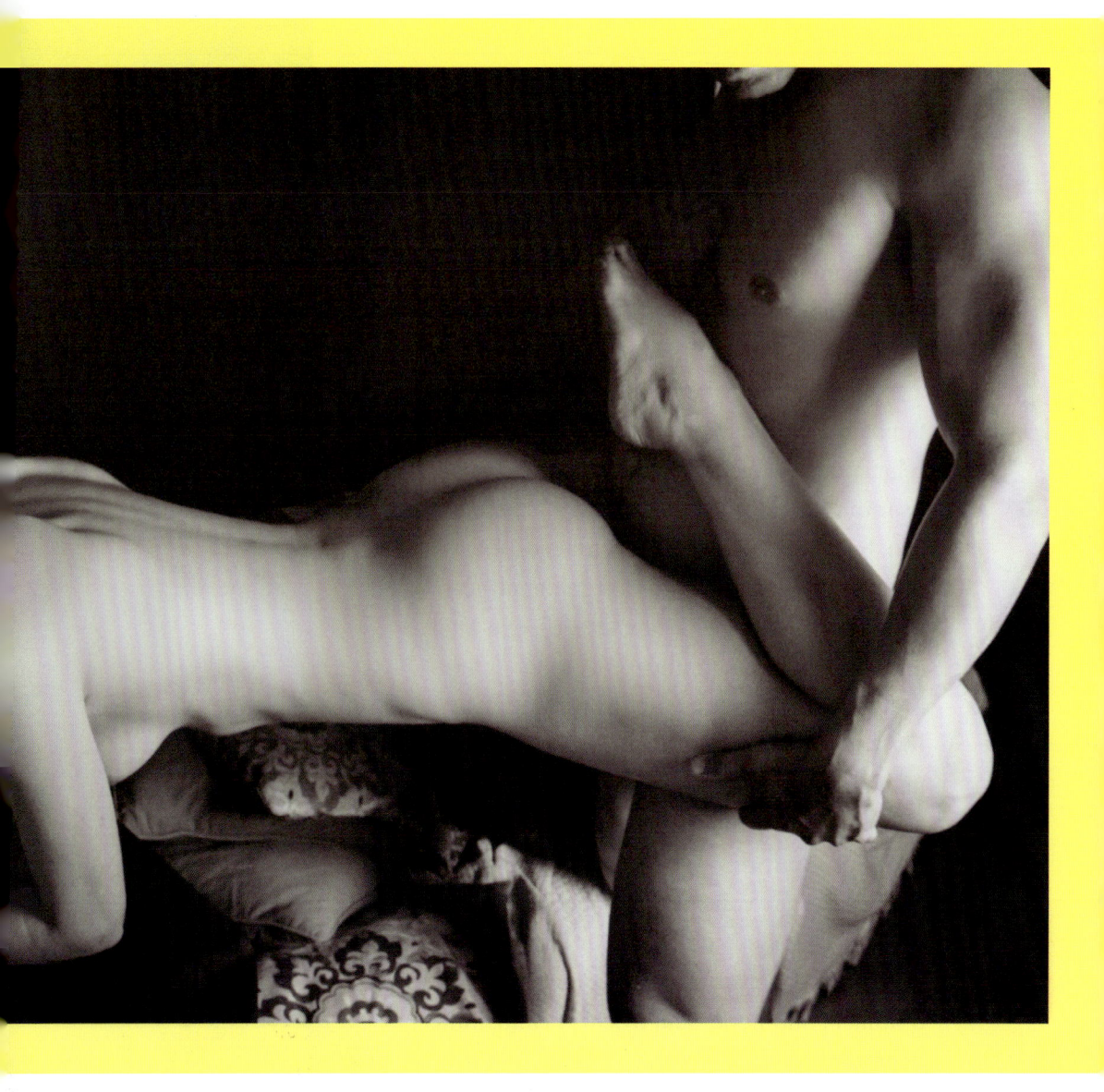

33

SONHO

Aqui a posição leva à prática do sexo anal, pura e simplesmente. Não há mistério. O ânus é um músculo forte, por isso sua penetração pode ser dolorosa. Assim, o casal deve se delongar nas preliminares; dessa maneira, a temperatura vai aumentando, a excitação também e os músculos passam a colaborar, relaxando. Se for preciso, os amantes devem usar um lubrificante para facilitar a penetração. Se o produto for aliado a beijos e carinhos na região anal, seguidos da penetração, primeiro, dos dedos do amante, o sexo anal tem tudo para ser muito prazeroso — lembrando que é fundamental higienizar bem a região antes. Aqui, a mulher está de pé e o homem a penetra por trás — quando a mulher se posiciona de quatro a penetração costuma ser mais confortável. O homem controla os movimentos de vaivém, mas a mulher, se bem relaxada, também pode ajudar. Importante: depois de penetrar o ânus da companheira, o homem não pode, sem trocar a camisinha, penetrar a vagina dela.

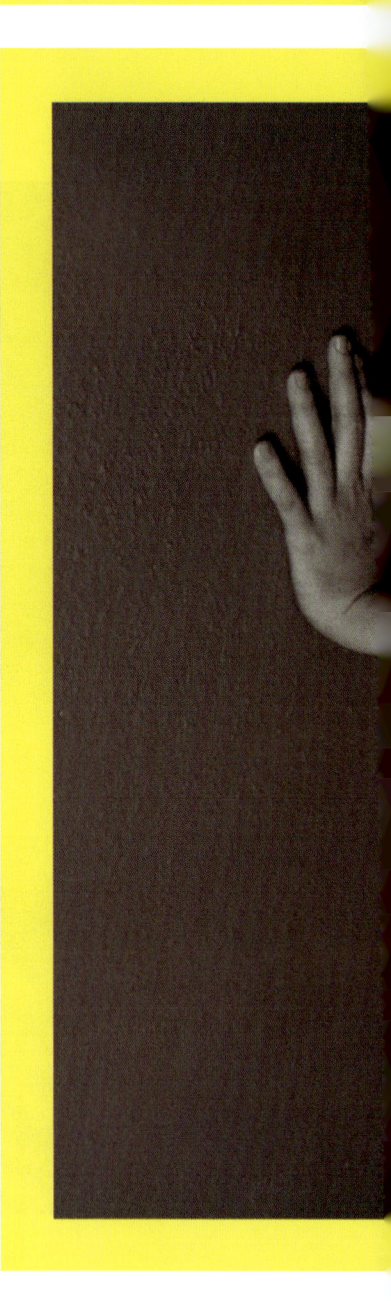

AS POSIÇÕES MAIS POPULARES

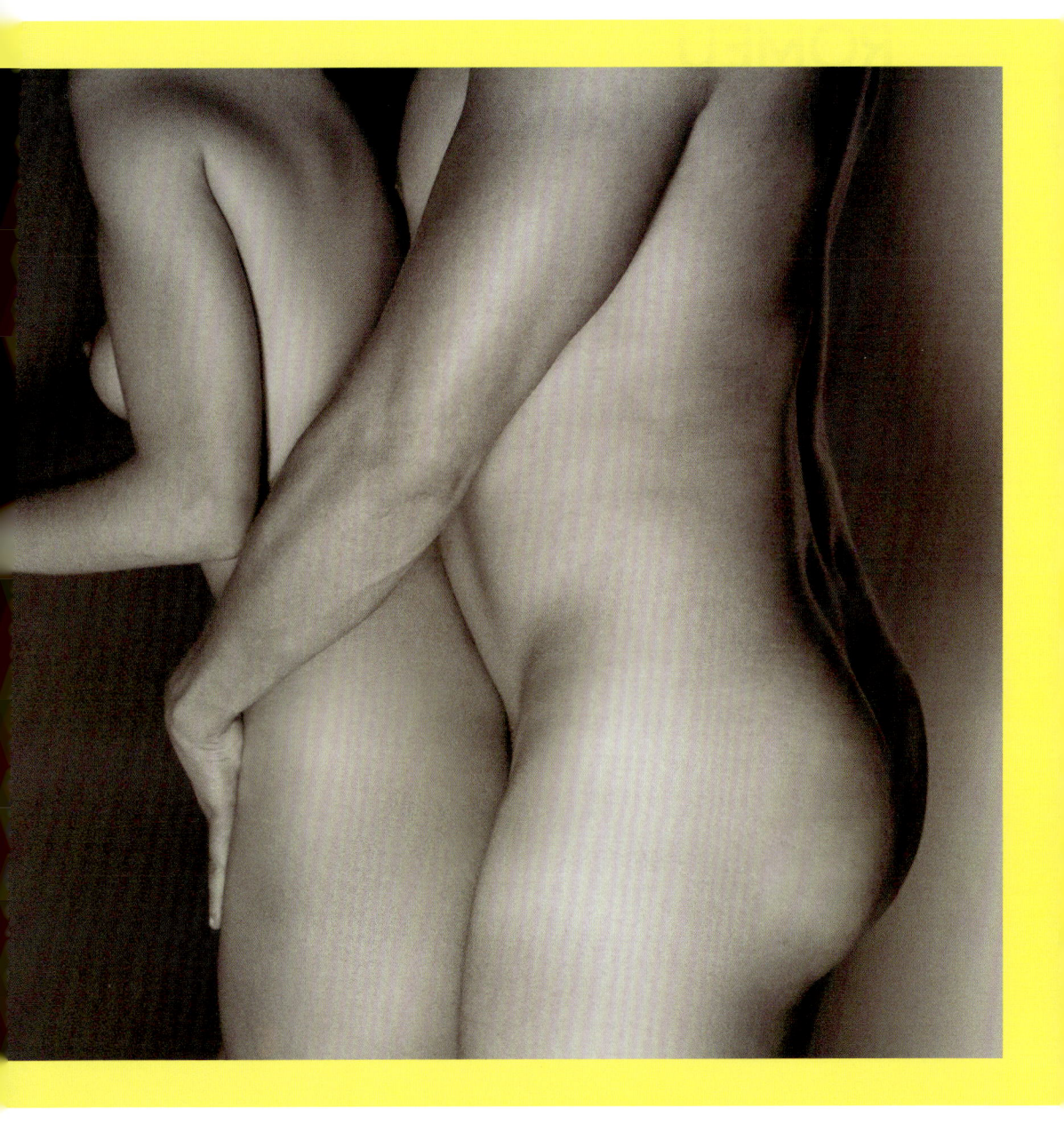

34

ROMEU E JULIETA

O homem está deitado de barriga para cima, pernas esticadas e ligeiramente abertas. Ela se deita sobre ele de barriga pra baixo e com a cabeça voltada para os pés dele. Ele encaixa a vagina da parceira em seu pênis, segurando sua bunda. Ela, com as pernas abertas, dobra levemente os joelhos de maneira a facilitar o movimento de vaivém, cujo ritmo pode ser intercalado pelos dois. Nesta posição, o homem pode acariciar o ânus da companheira e ela pode lamber os dedos dos pés do amante, zonas erógenas poderosas dela e dele, respectivamente.

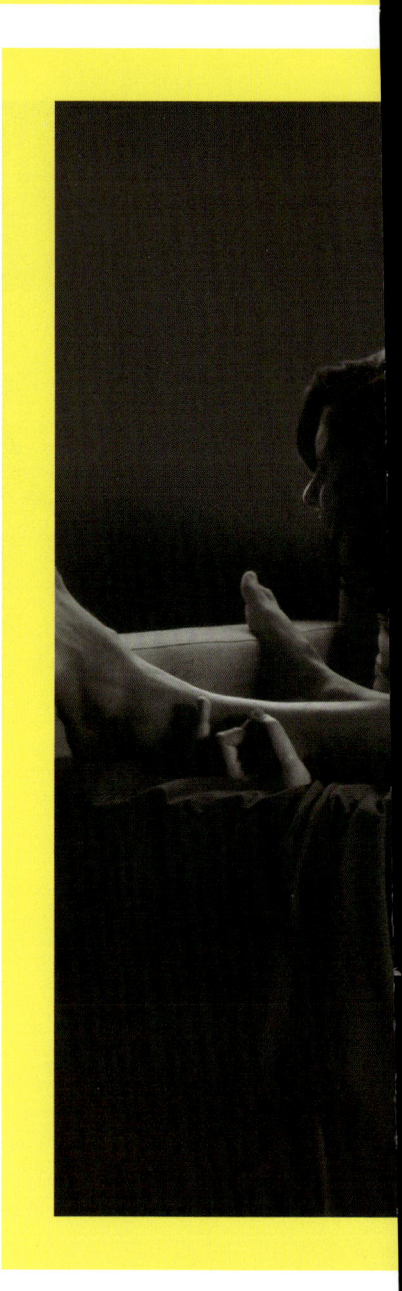

As posições mais populares

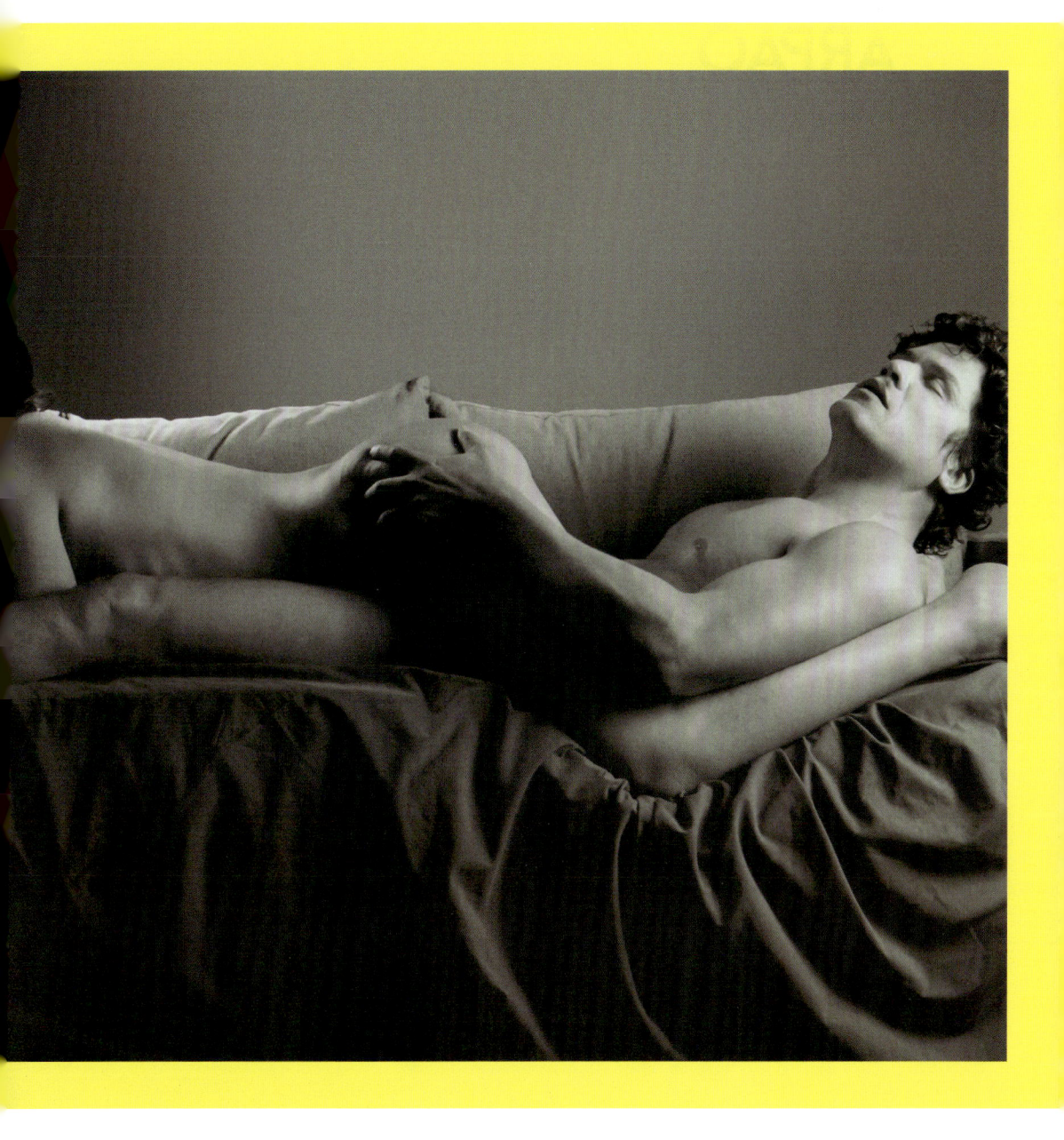

35

ARPÃO

Deitado de lado, o homem se apoia num de seus antebraços, dobra o cotovelo e apoia a cabeça. As coxas estão juntas e levemente dobradas. Ela se deita de costas e perpendicularmente, bem próxima ao centro do corpo do homem. Então, dobra os joelhos e passa as pernas por cima do corpo do companheiro. Ele a penetra com seu pênis ereto, encaixando-a bem — para isso, se for preciso, ele pode segurar as pernas dobradas da amante. Durante o ato, no qual ele controla o vaivém, ela pode levantar ligeiramente uma das pernas, fazendo girar a pélvis e proporcionando um grande prazer tanto para ela, quanto para ele.

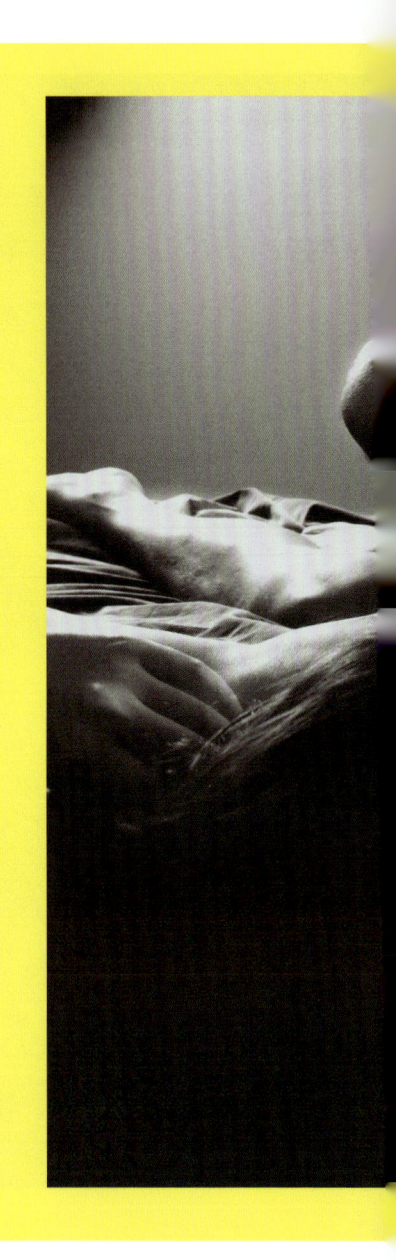

As posições mais populares

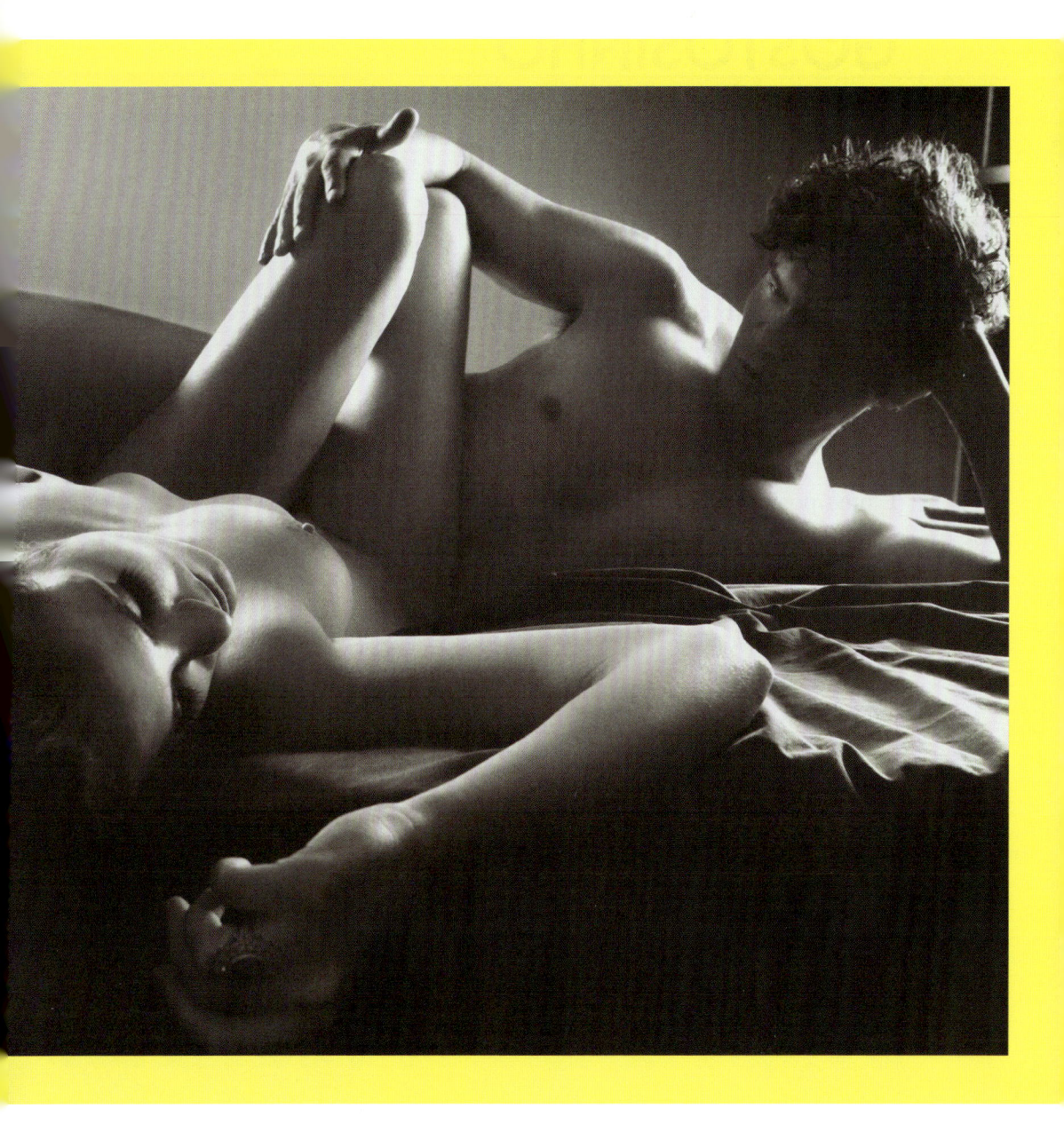

36

GOSTOSINHO

Deitada de lado, a mulher espera o pênis do companheiro com as pernas dobradas e levemente abertas. Ele, igualmente de lado, se encaixa entre as pernas da amante, segurando uma das coxas dela com a mão, e penetra-a suavemente sem ir muito a fundo. É uma posição que permite brincar com a glande, o clitóris, a vulva e a vagina. Muito comum de o orgasmo ser simultâneo nesta situação.

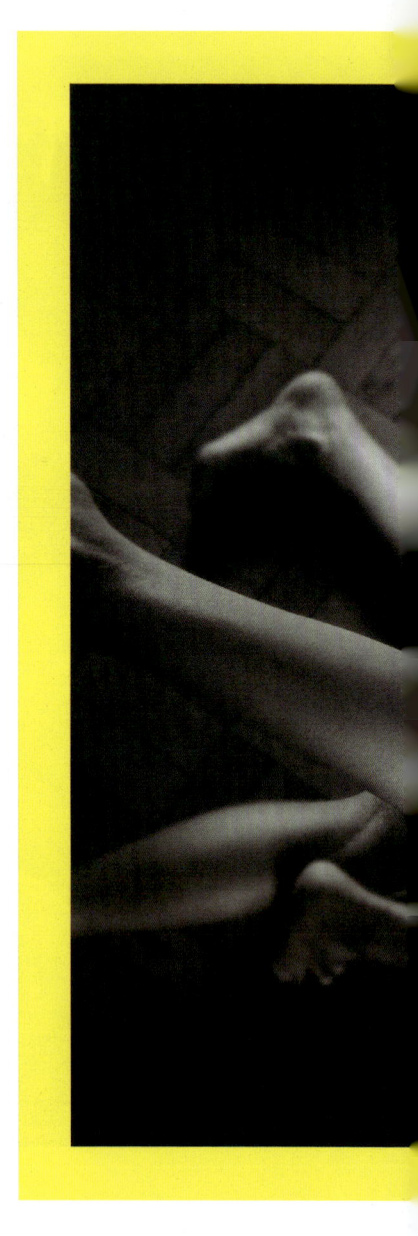

AS POSIÇÕES MAIS POPULARES

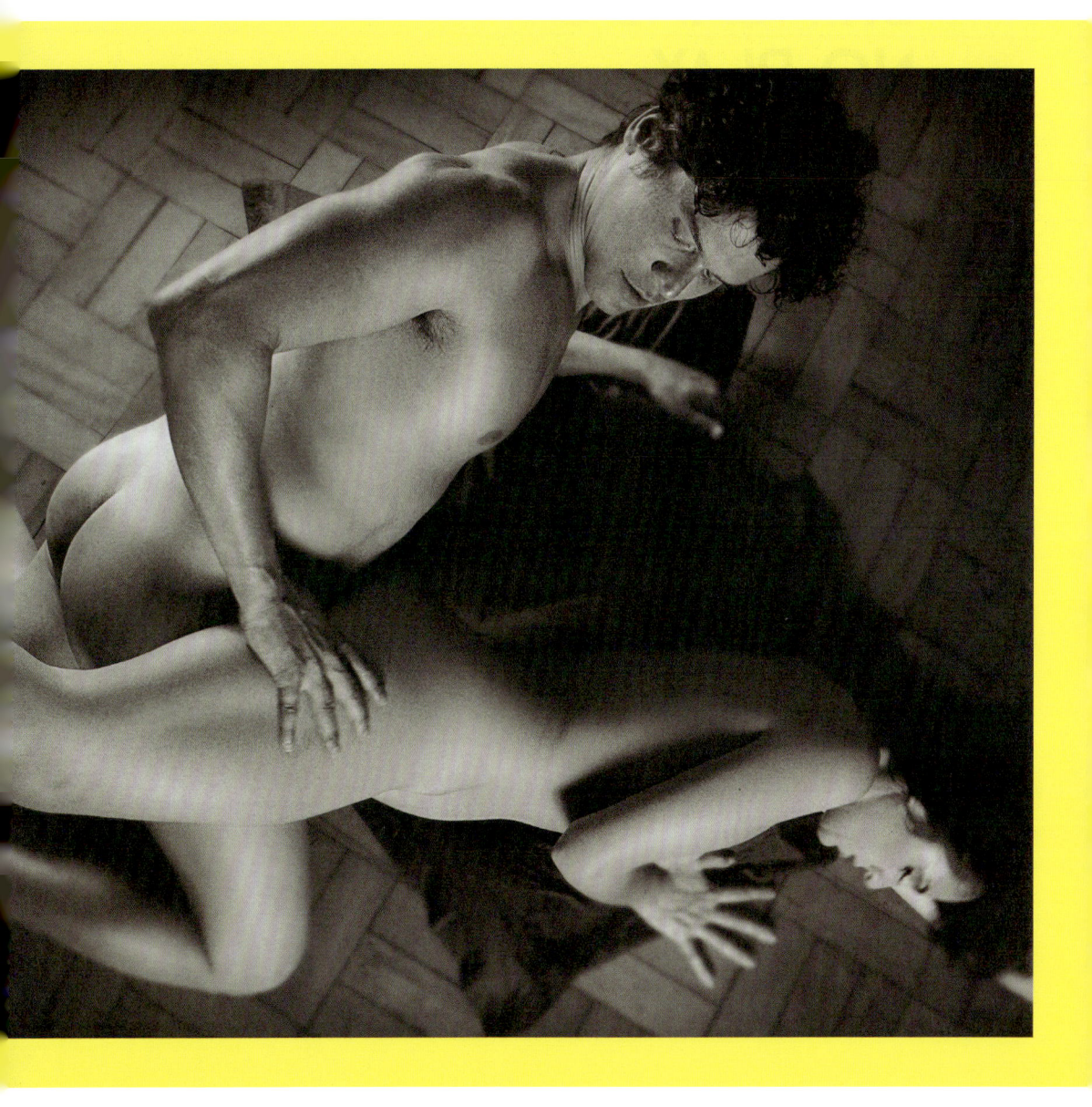

37

BRINCANDO NO *PLAY*

A mulher está deitada de costas, com a perna direita esticada e a esquerda dobrada (ela apoia o pé na cama). Ele se ajoelha na frente da vagina da parceira e a penetra com o pênis ereto. Para encaixar bem seu membro no sexo da companheira, ele segura com firmeza a coxa e o joelho dela junto ao corpo e faz os movimentos de vaivém com vigor. Tendo as mãos livres, ela pode acariciar as próprias partes erógenas e brincar a valer.

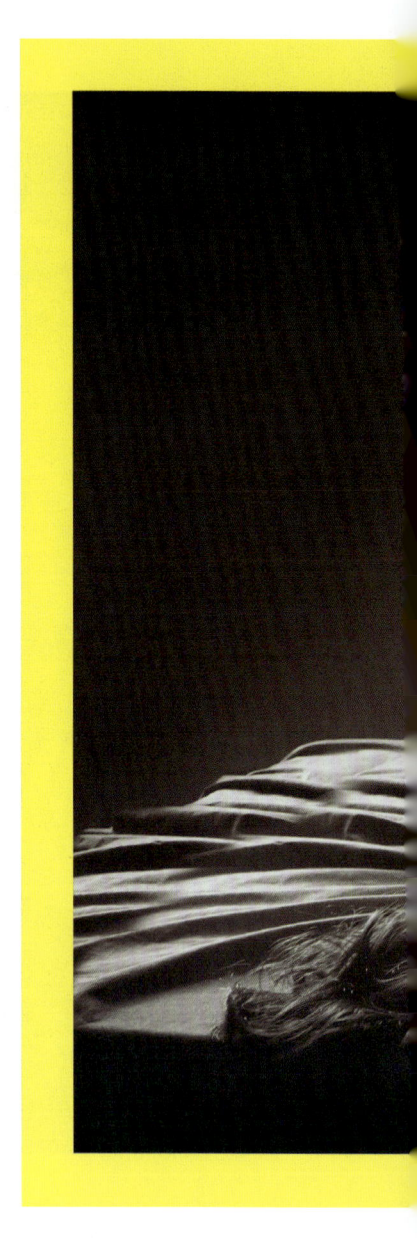

AS POSIÇÕES MAIS POPULARES

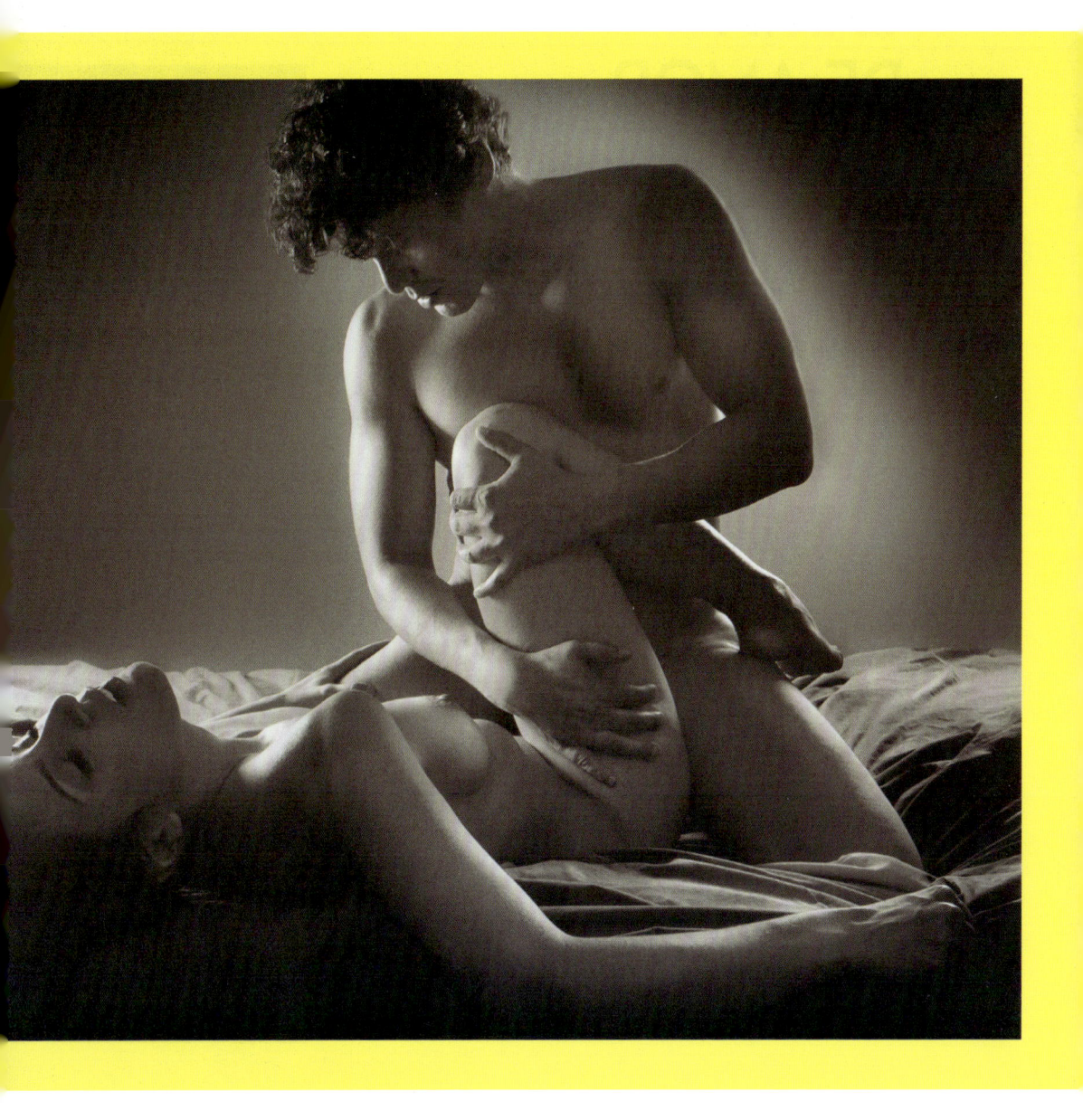

38

CARTA DE AMOR

Ele está deitado de costas com as pernas juntas e esticadas. Ela se deita sobre o corpo dele e envolve o pescoço do parceiro com seus braços, encaixando o rosto dele em se pescoço. A mulher tem total controle da situação nesta posição originalmente conhecida como "Envelope". No princípio, a mulher roça seu sexo no sexo de seu parceiro, massageando seu clitóris até ficar bem lubrificada. Então ela encaixa sua vagina no pênis ereto do amante. Os seios roçam no peitoral dele, estimulando os mamilos de ambos.

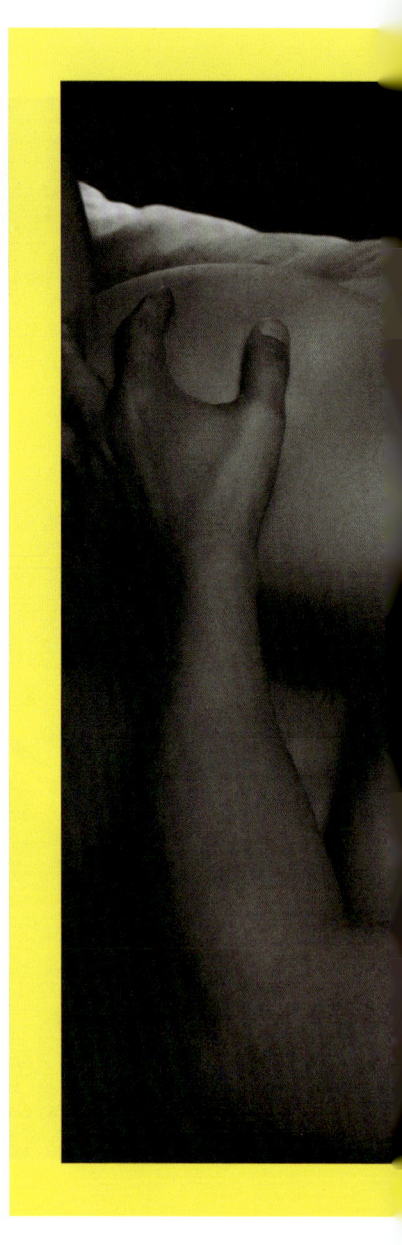

AS POSIÇÕES MAIS POPULARES

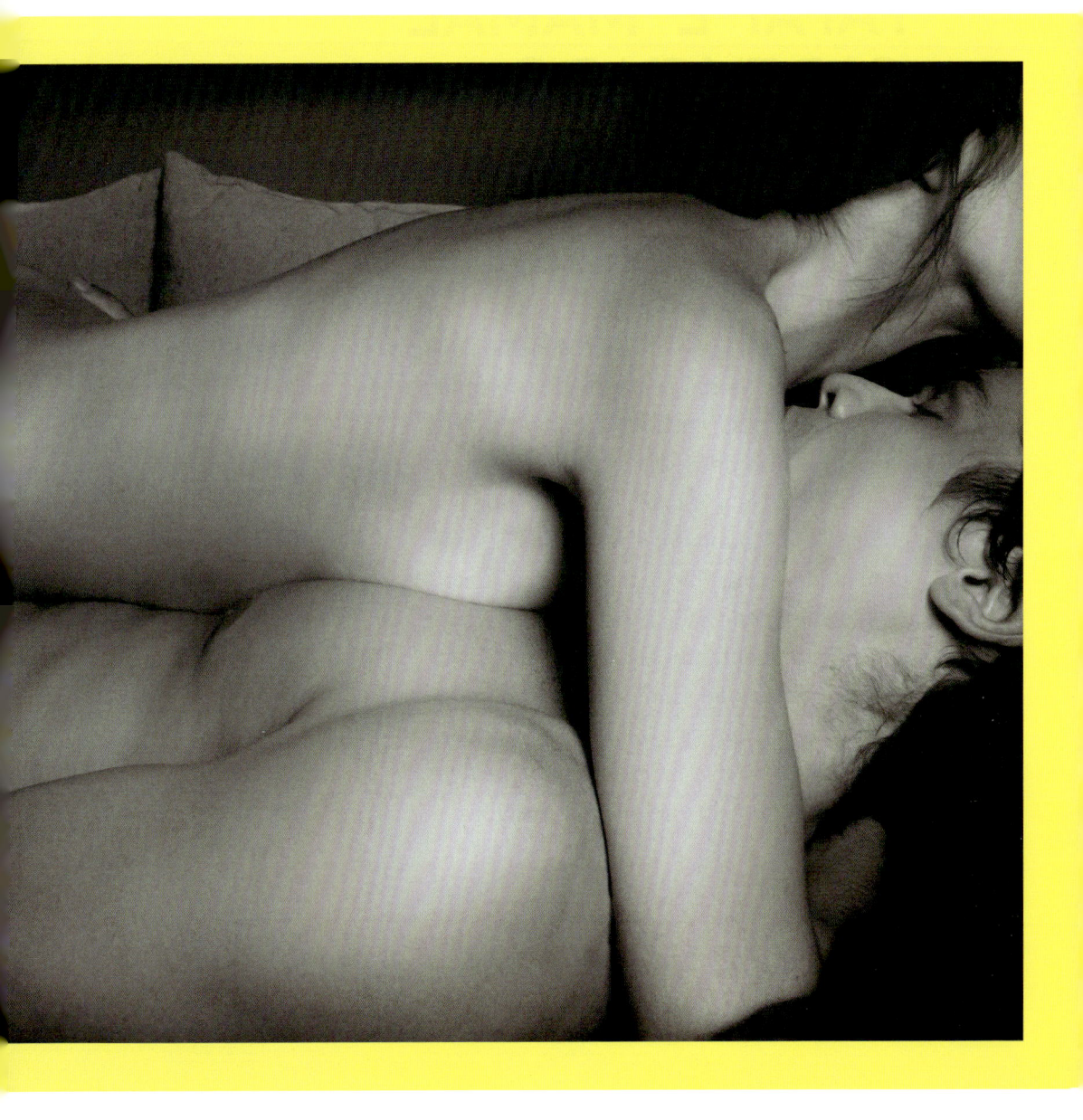

39

PAPAI-E-MAMÃE CADENCIADO

Esta posição é um clássico: a mulher fica por baixo, deitada de costas, os joelhos dobrados e plantas dos pés apoiadas na cama; ele, por cima, se encaixa na amante, com os joelhos dobrados. Para facilitar o movimento de vaivém e massagear melhor seu clitóris, ela levanta ligeiramente a pélvis, projetando-a em direção ao corpo do amante — ela também pode comprimir e relaxar a vagina, aumentando a lubrificação e ajudando a chegar ao clímax. Mesmo comum, essa posição oferece muitas possibilidades de orgasmo. Com as mãos ela pode brincar com os mamilos do amante, por exemplo.

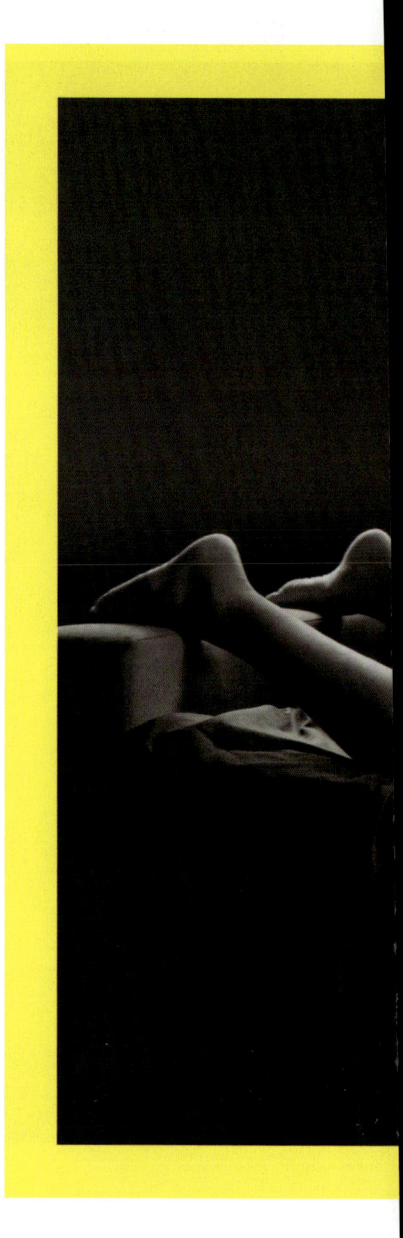

AS POSIÇÕES MAIS POPULARES

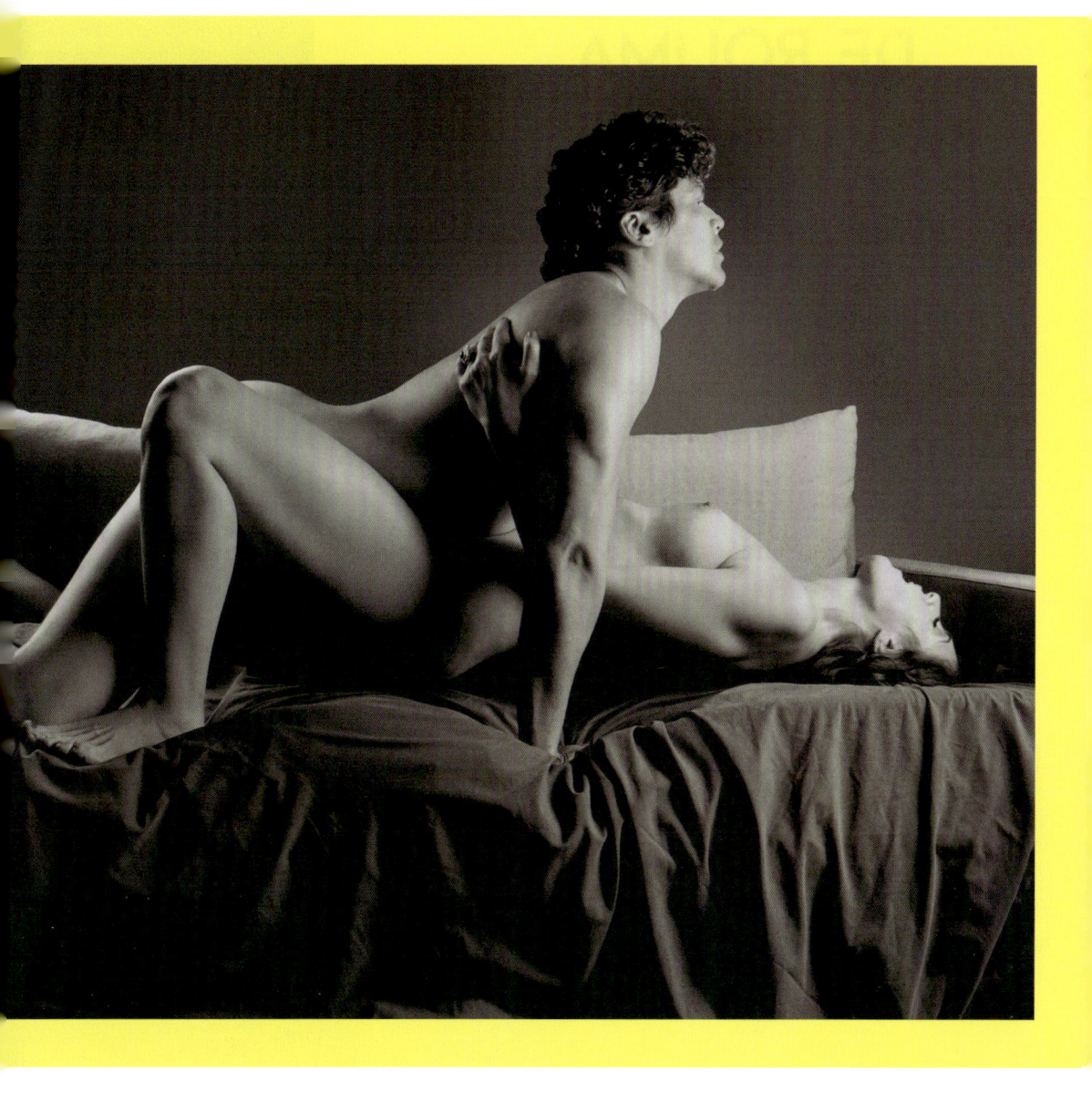

40

CARRINHO DE ROLIMÃ

A mulher se deita de bruços, apoiada nos antebraços e com as pernas esticadas e ligeiramente separadas. O homem se senta em seu bumbum, com os joelhos dobrados e as pernas posicionadas na lateral do corpo da parceira. Ele se apoia nos braços, que ficam esticados e posicionados para trás do corpo, formando um ângulo de 45 graus. Dessa maneira, ele penetra a parceira por trás, podendo fazê-lo pela vagina ou pelo ânus. Os movimentos que ele faz são para frente e para trás. Se a parceira, que pode também promover pressão no pênis do parceiro comprimindo a vagina, se cansar da posição, ela pode recostar o rosto num travesseiro.

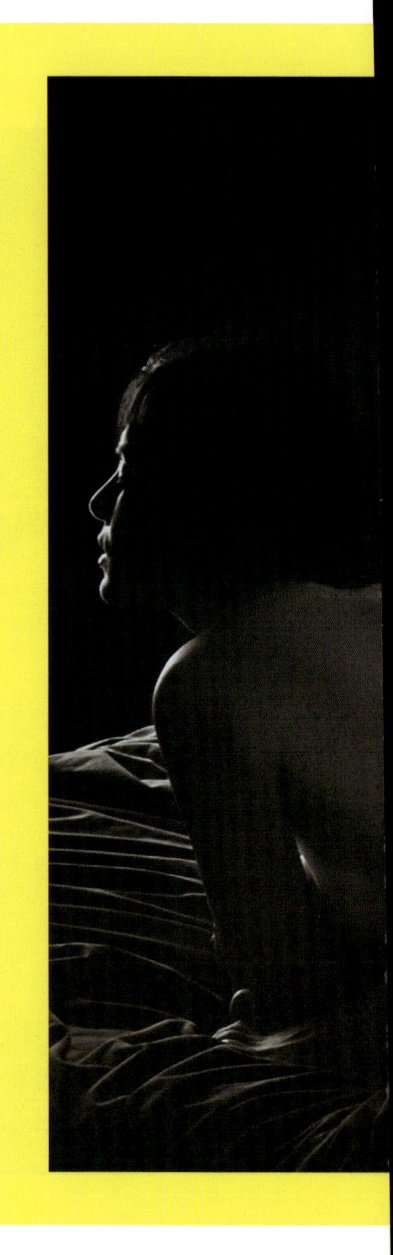

AS POSIÇÕES MAIS POPULARES

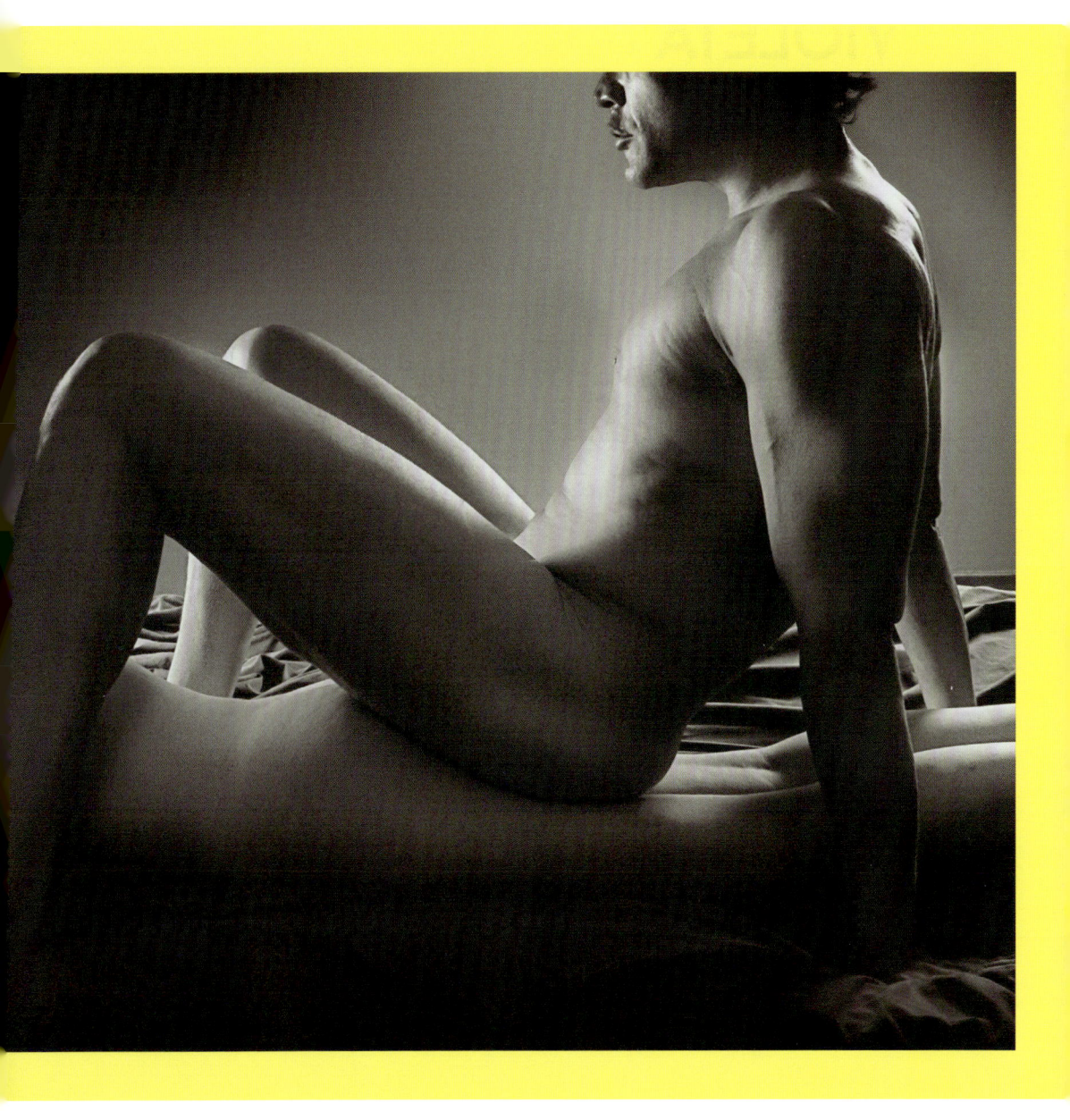

41

VIOLETA

Originalmente esta posição foi batizada de "Flor de Lótus". O homem se senta com os joelhos dobrados, se for em um sofá, ou com as pernas cruzadas (sentado como um índio), se o casal estiver na cama. A mulher se acomoda no colo dele, de frente para o parceiro, encaixando a vagina em sem pênis ereto e o enlaça com suas pernas. O ato segue com os dois abraçados, trocando carinhos e beijos acalorados. A parceira é quem mais tem o controle dos movimentos aqui.

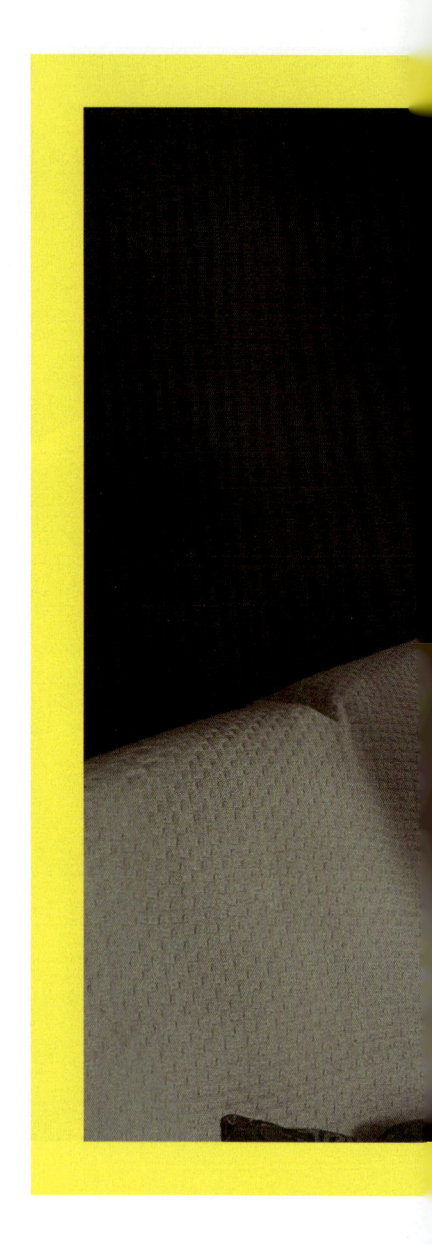

As posições mais populares

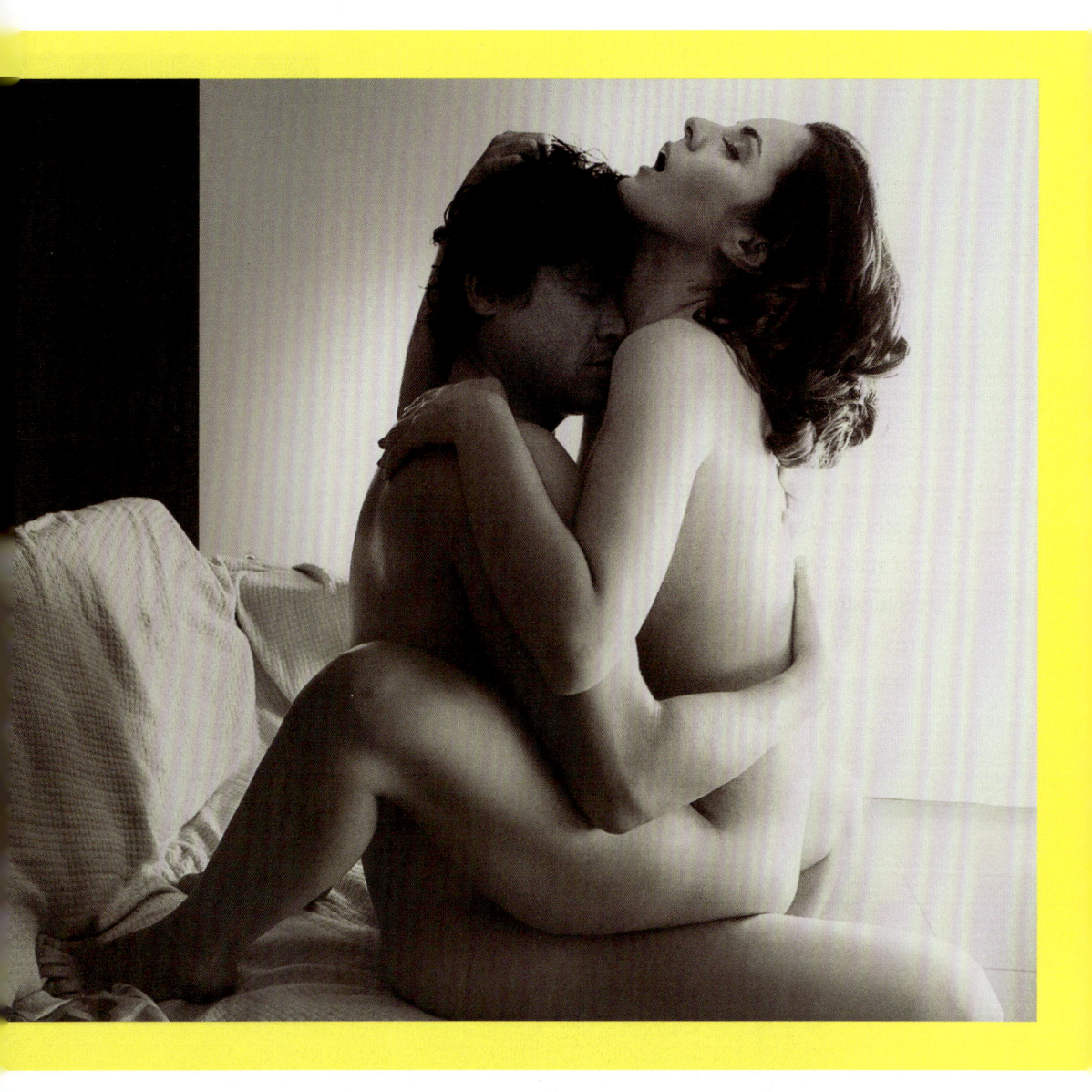

42

CIRCENSE

Esta é uma posição extremante difícil para ambos. Do homem, exige força e flexibilidade; da mulher, muito equilíbrio. O homem, de pé, se inclina para trás, dobrando as pernas e apoiando as mãos, espalmadas no chão — posição ponte da ioga. Com cuidado, ela se senta sobre ele e encaixa sua vagina no pênis ereto do companheiro. A mulher, que deve ser mais leve que o amante, é quem controla os movimentos de vaivém, para frente e para trás — dependendo da altura do seu parceiro, ela terá que ficar na ponta dos pés.

As posições mais populares

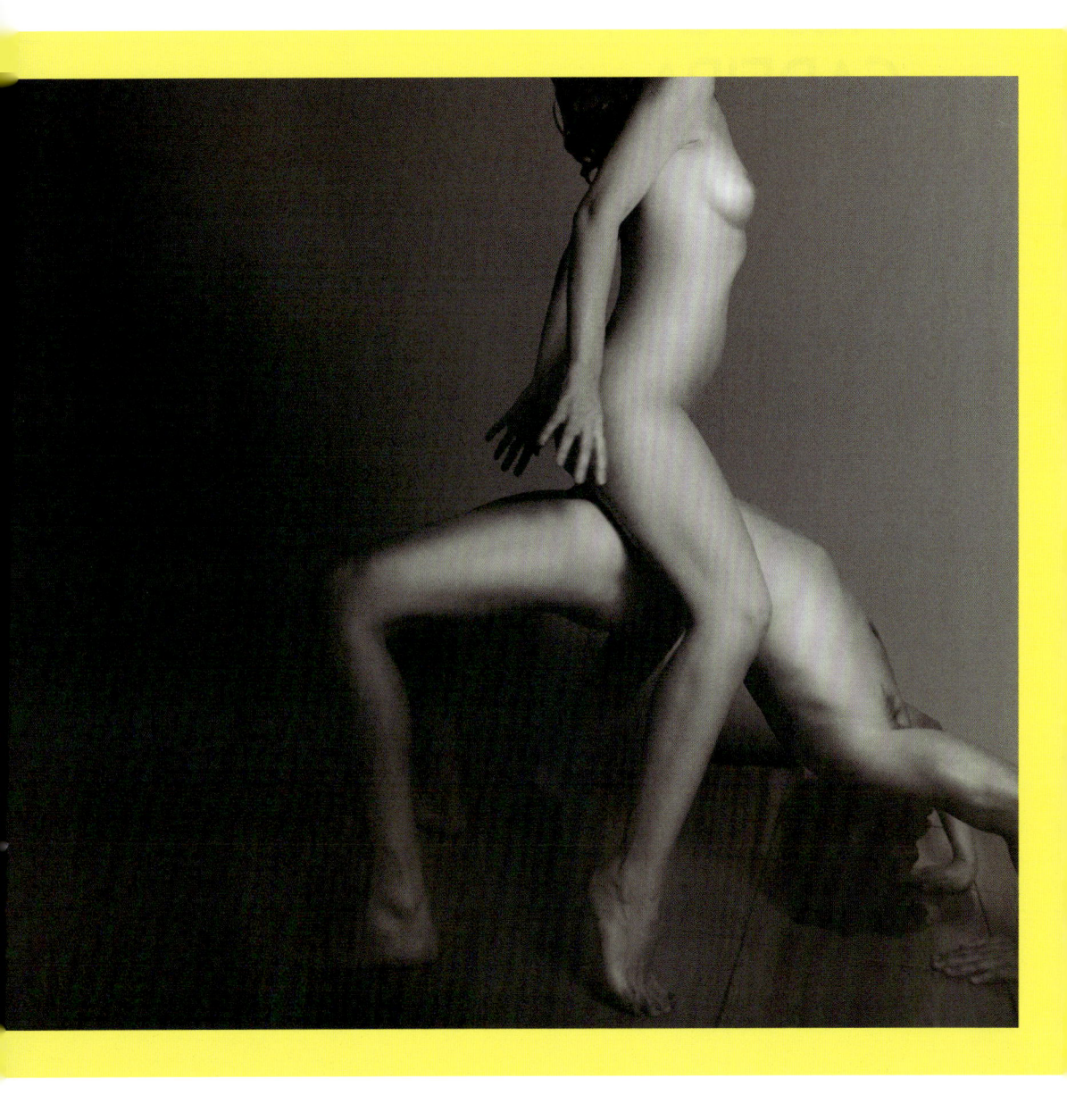

43

MESA E CADEIRA

Ele se senta na beirada da cama ou do sofá, com as pernas dobradas, ligeiramente afastadas, e os pés no chão. Ela senta em seu colo, de costas para o parceiro. E sobe as pernas para cima da cama, ajoelhando-se. Inclina o corpo para frente e apoia-se nas pernas do companheiro. Bem segura, ela encaixa a vagina no pênis do amante e começa o movimento de sobe e desce da pélvis. A mulher pode mexer os quadris para os lados, de modo a roçar e massagear o clitóris nas pernas do amante.

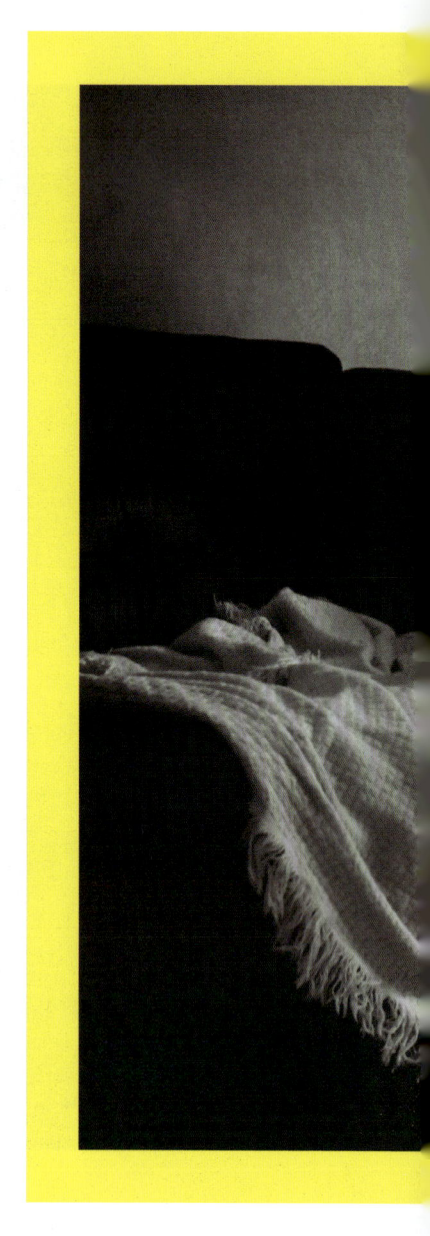

As posições mais populares

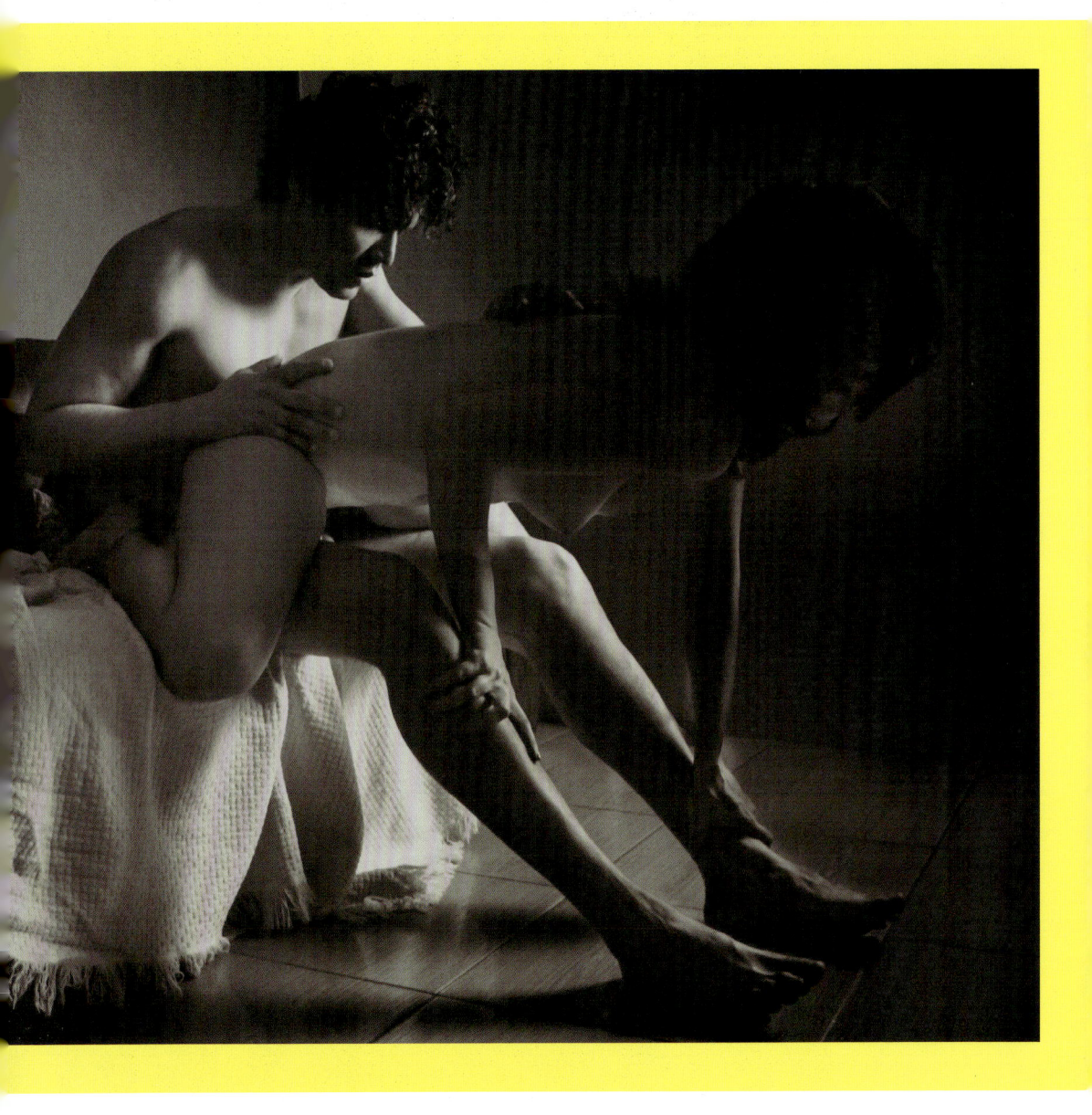

44

TRAPEZISTA

Outra posição que exigirá muito do físico e da concentração dos amantes. De pé, o homem ergue, pelas coxas, sua parceira, que está de quatro no chão, perpendicularmente ao seu corpo, de modo que sua vagina fique na altura de seu pênis ereto. Ela apoia as mãos espalmadas no chão, ficando de cabeça para baixo. Ele, então, inicia o movimento de vaivém até atingirem o ápice.

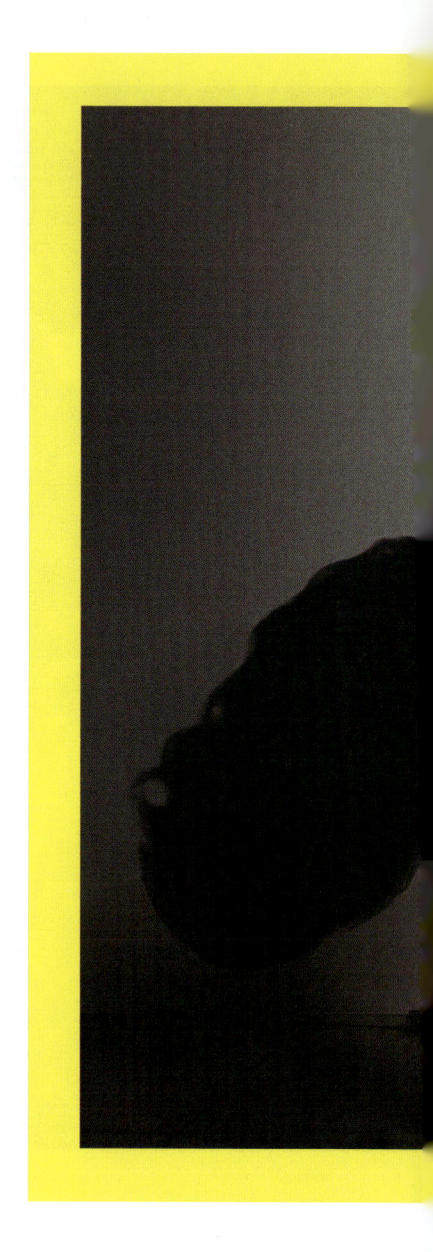

AS POSIÇÕES MAIS POPULARES

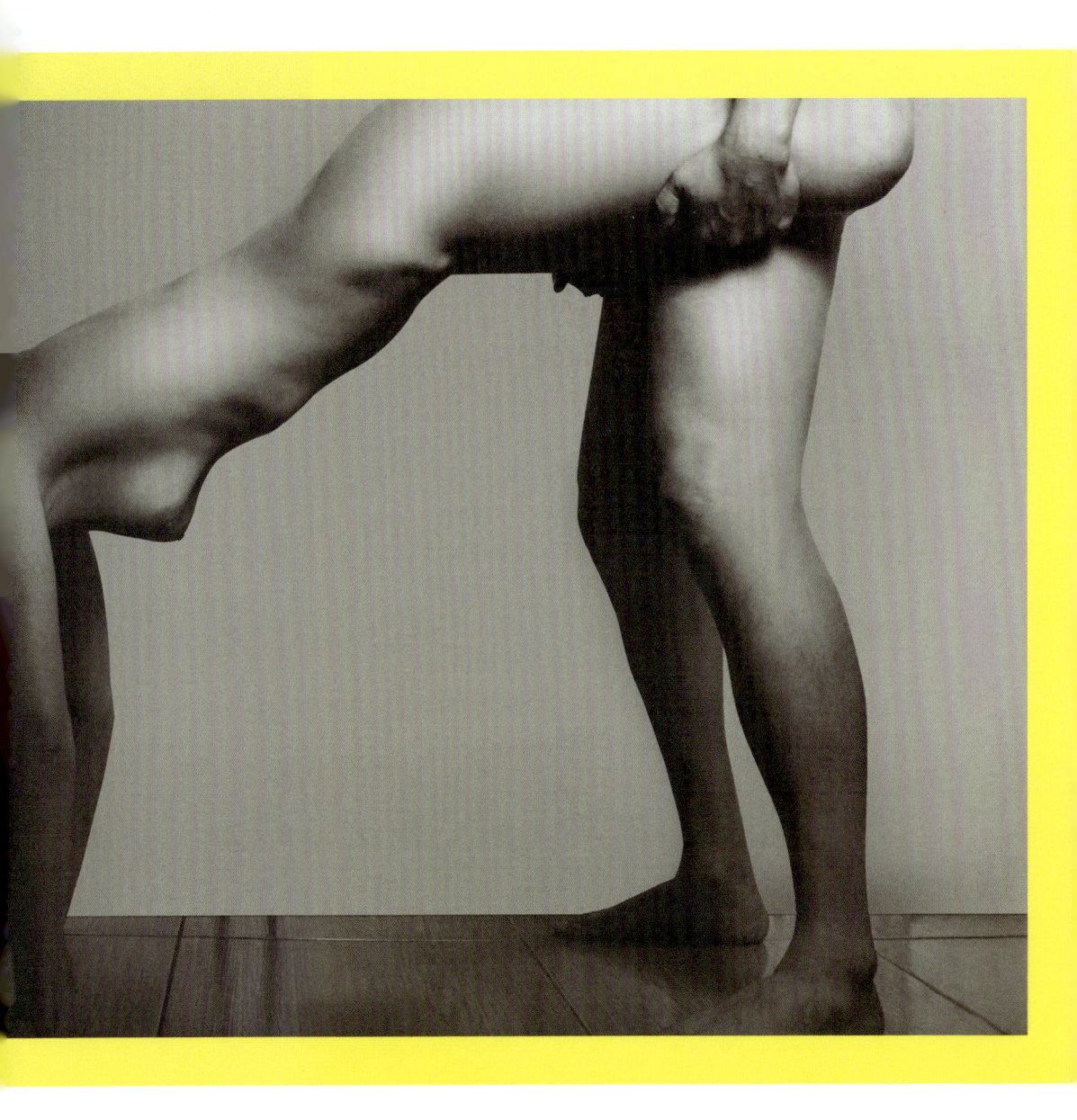

45

COPO DE LEITE

O homem dobra bem os joelhos e senta nos calcanhares. A mulher se posta de pé e em frente ao amante, de modo que seu sexo fique na altura da boca do parceiro — que já pode ir acariciando sua vulva e clitóris com o lábio. Ela toma, então, a iniciativa de descer o corpo, agachando-se e sentando-se no colo do companheiro. Para manter o equilíbrio, o casal se abraça e, enquanto ela mantém o ritmo do movimento de sobe e desce, eles se acariciam — nas costas, os cabelos — e se beijam intensamente. Para evitar que o homem se canse da posição, antes do clímax, é bom colocar almofadas para que ele apoie os joelhos.

AS POSIÇÕES MAIS POPULARES

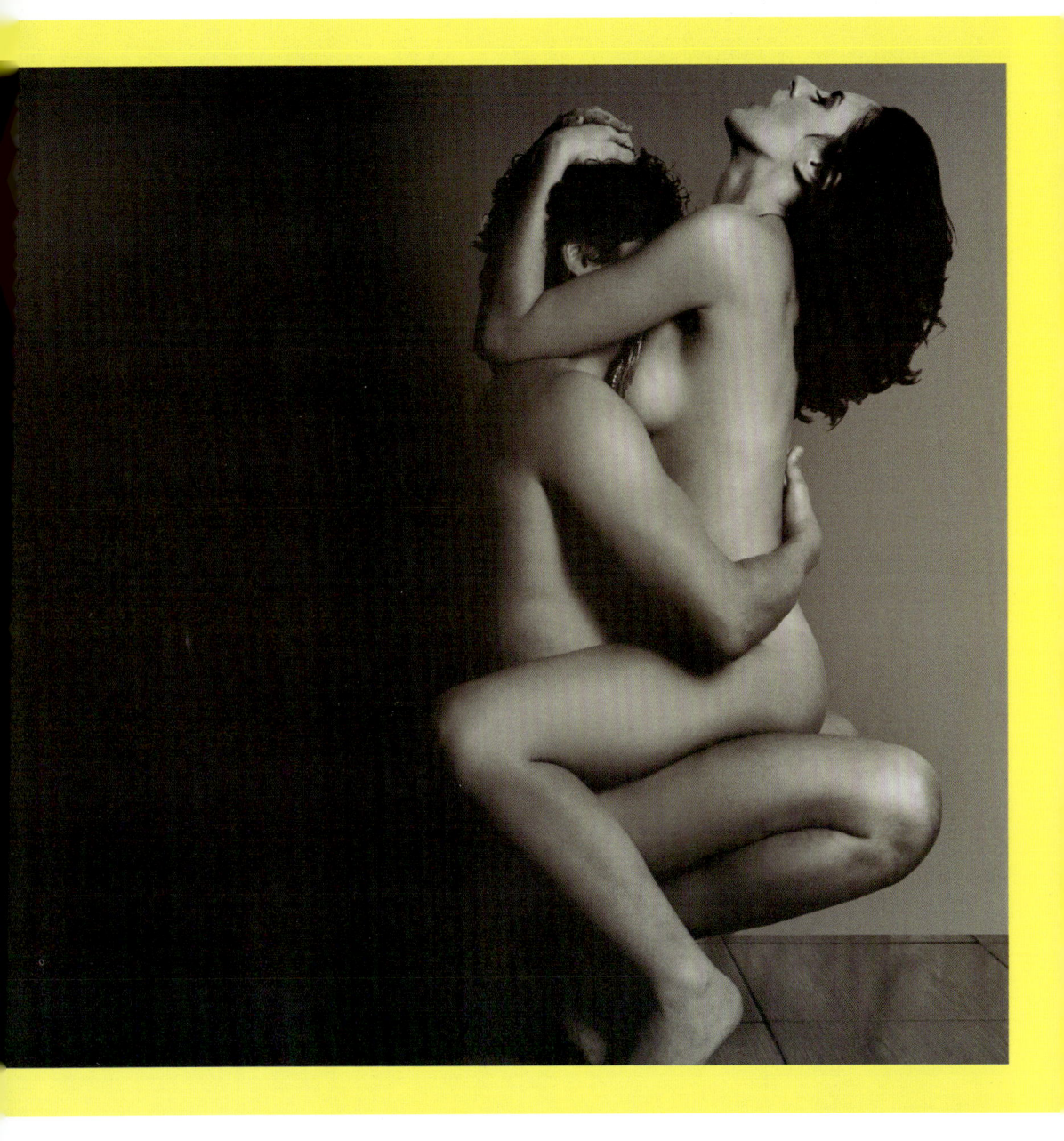

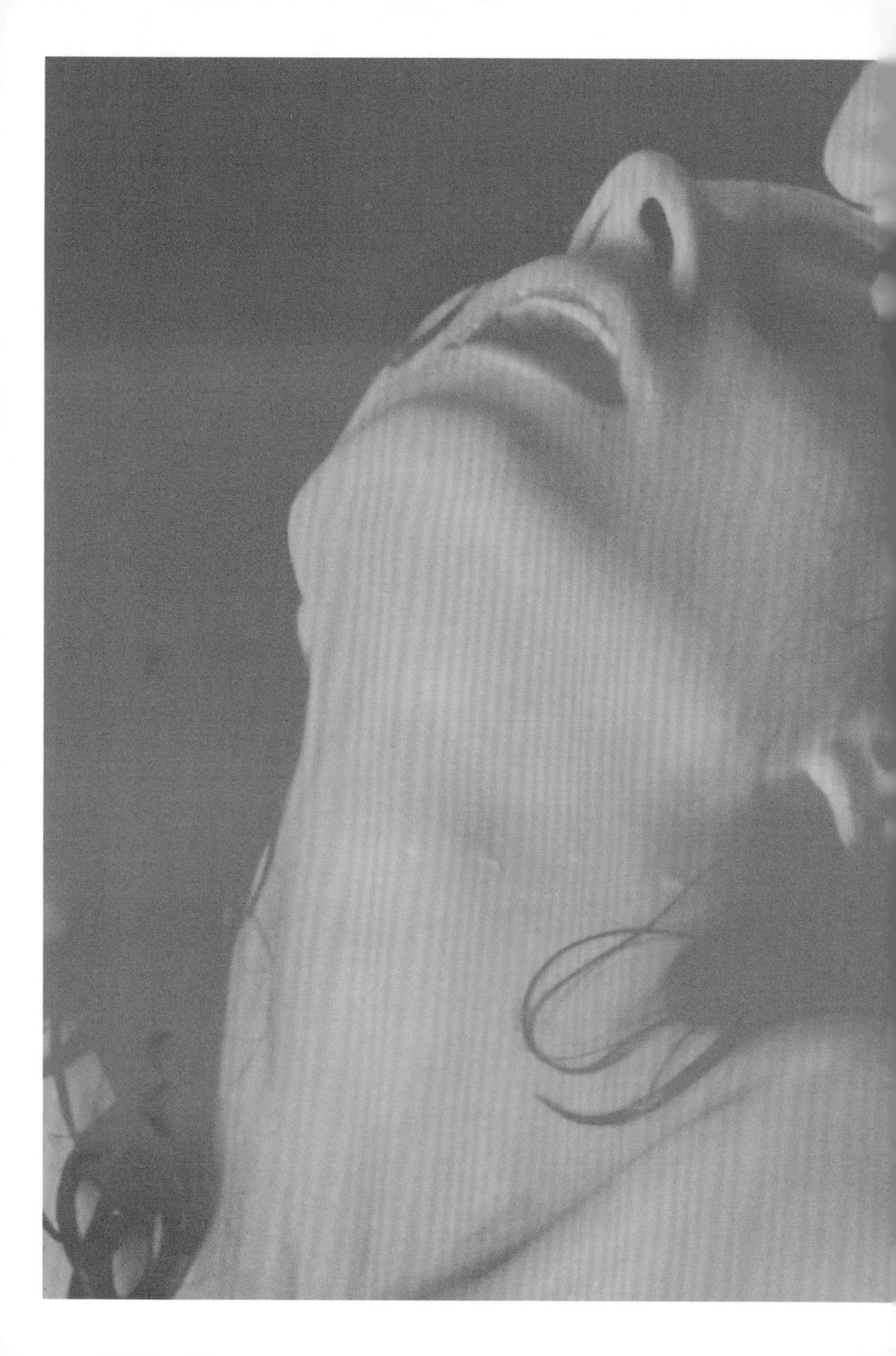

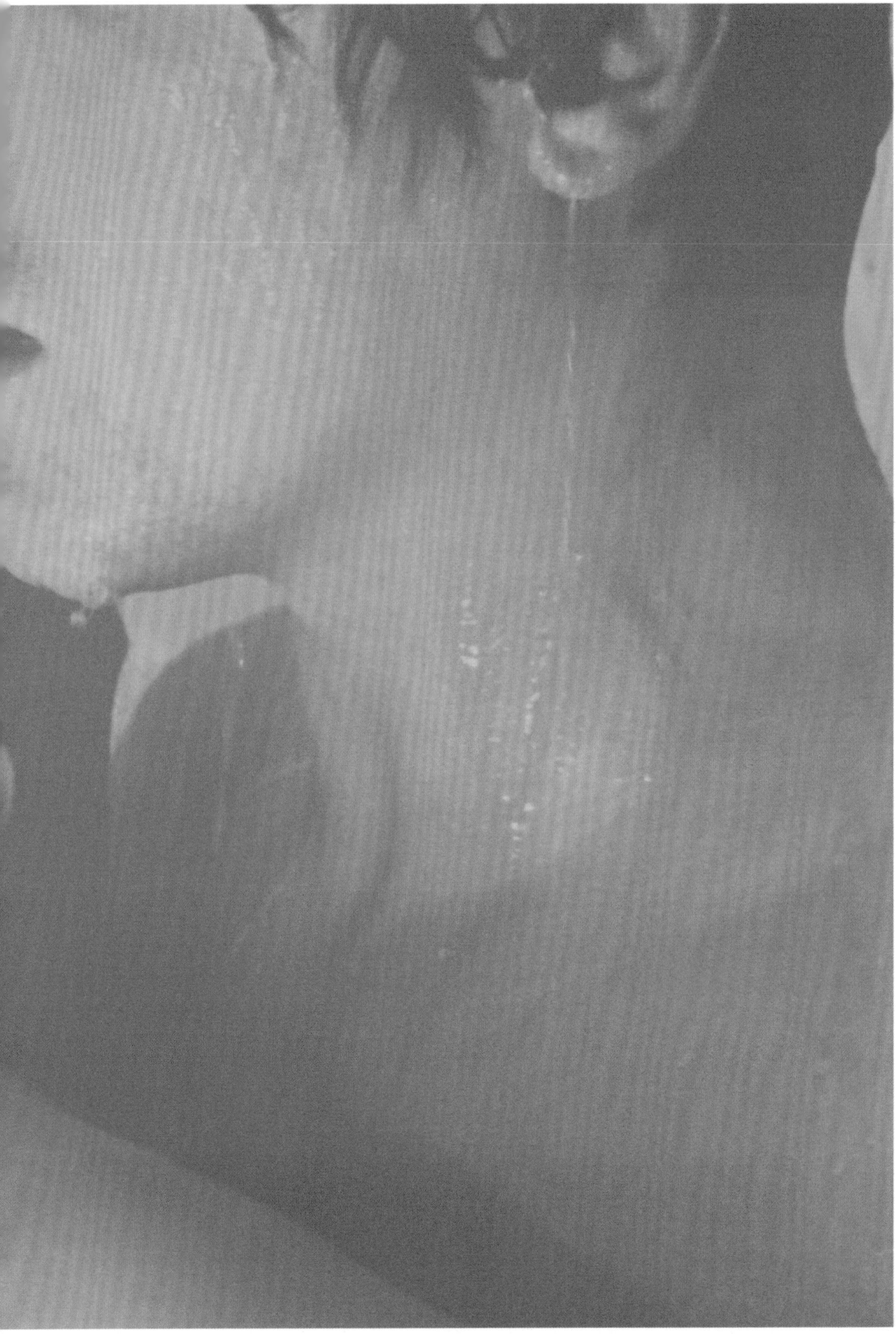

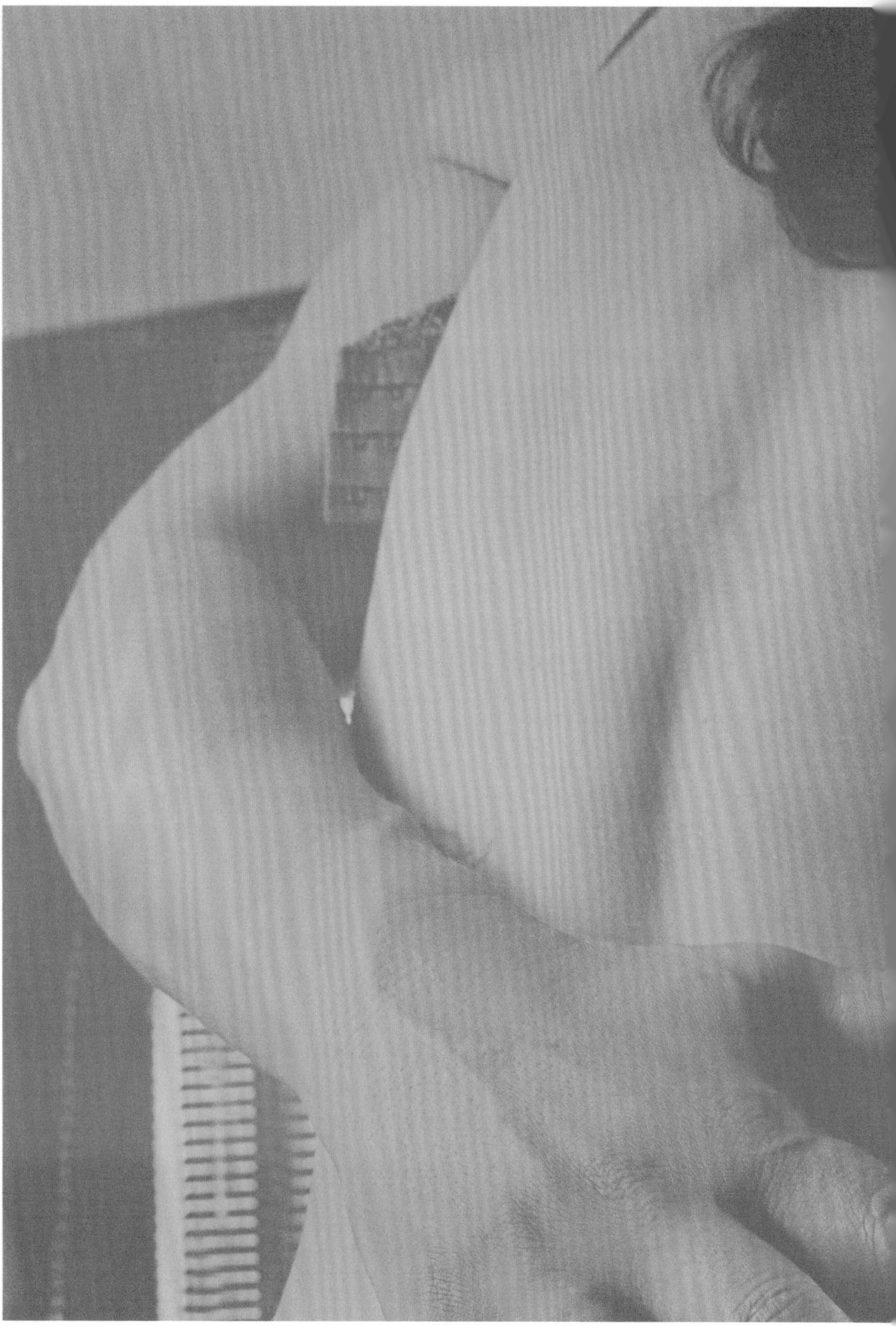

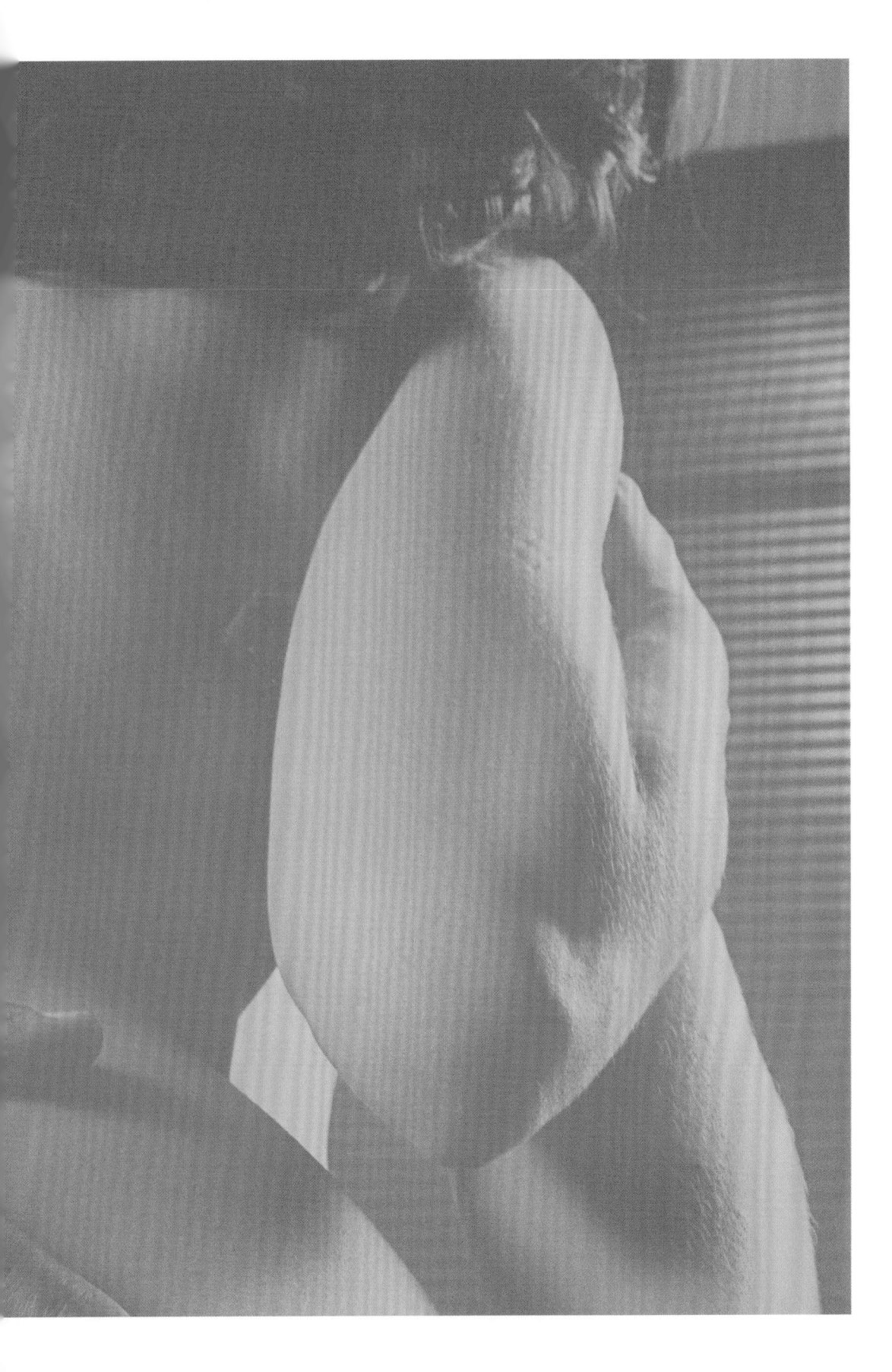

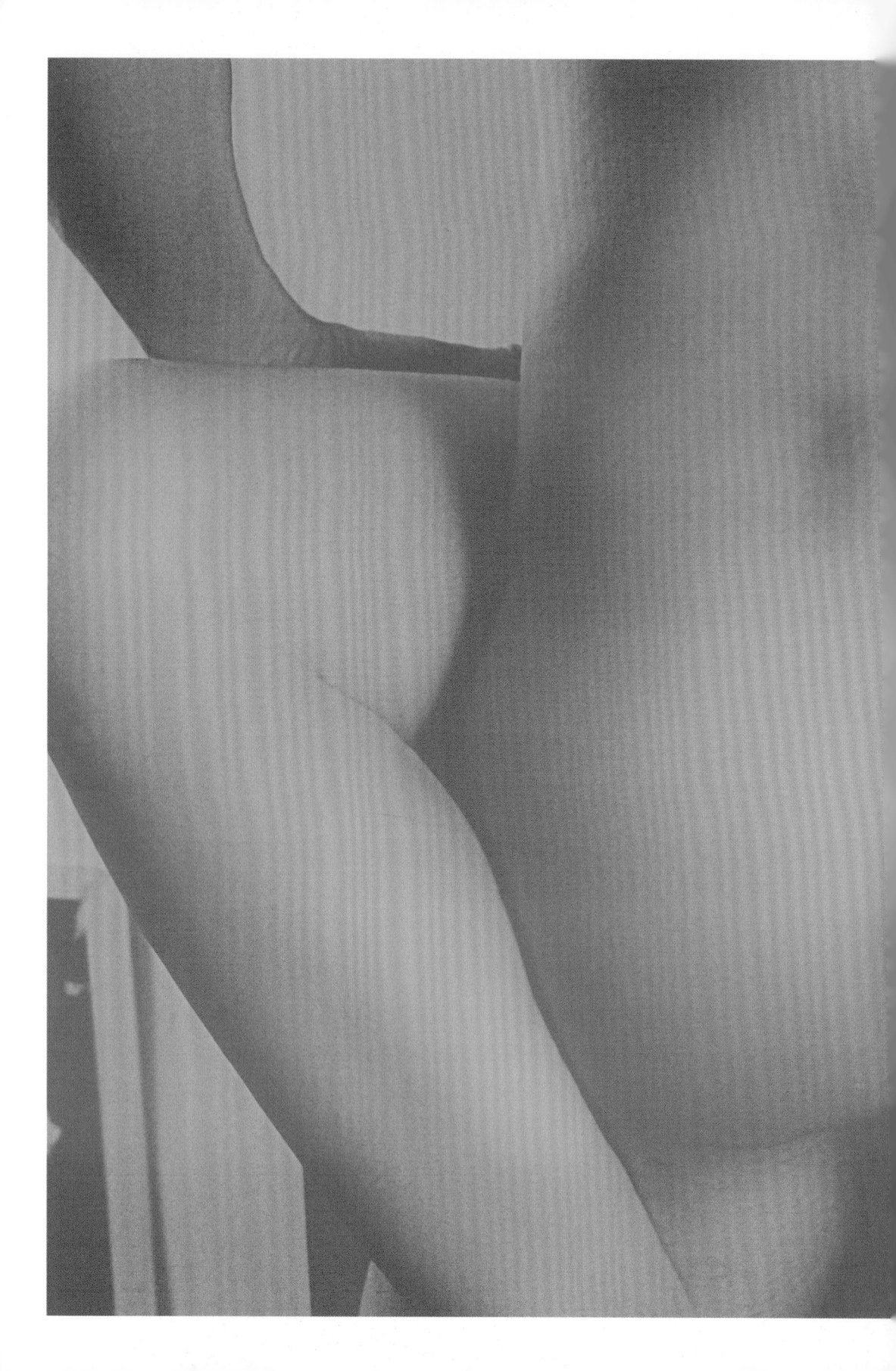

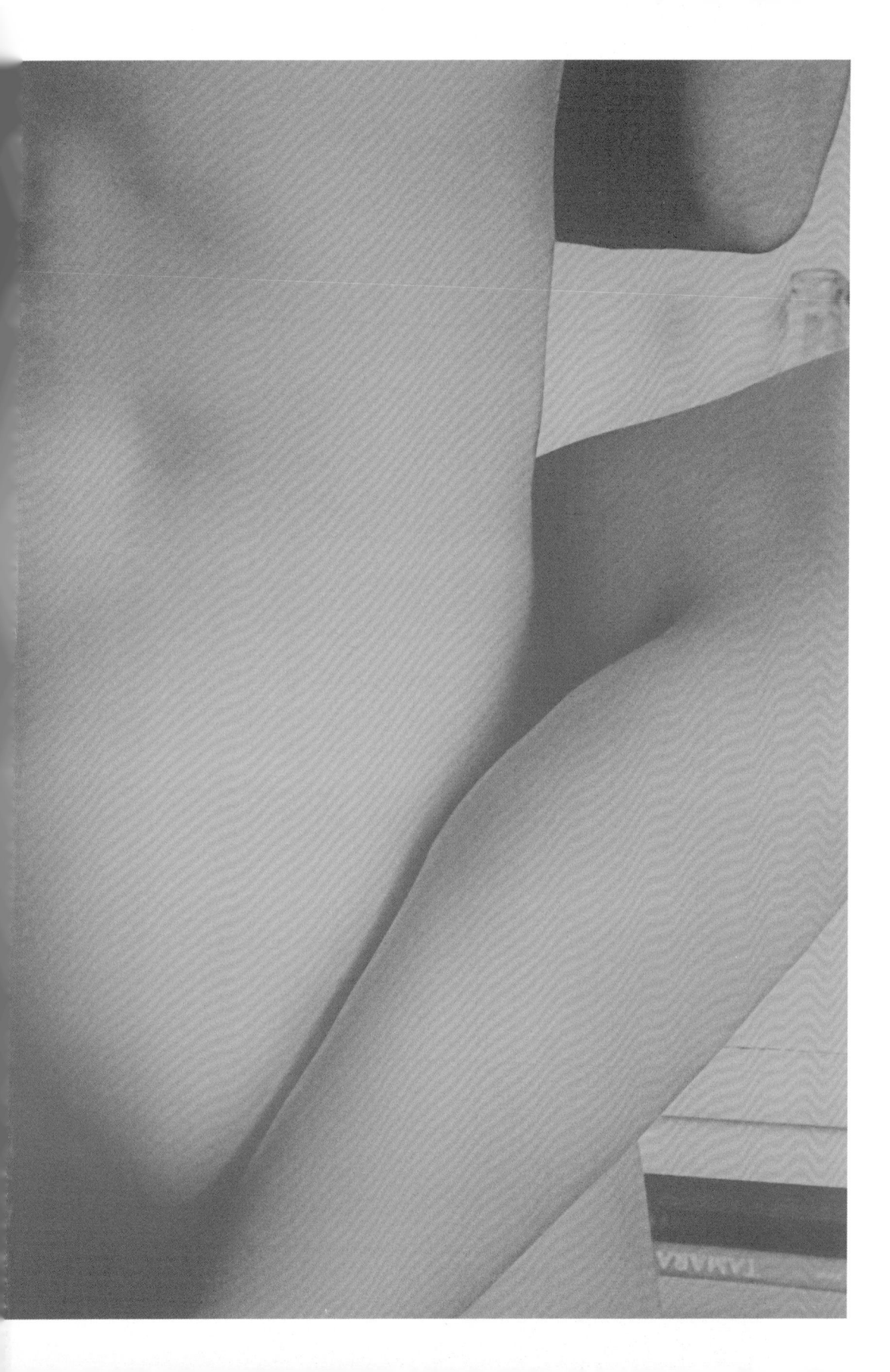

Este livro foi composto em Aver e impresso pela Pancrom
para a Editora Planeta do Brasil em maio de 2016.